# DIETA MIND
## para Manter o Cérebro Saudável

Maggie Moon, MS, RDN

# DIETA MIND
## para Manter o Cérebro Saudável

Uma Abordagem Científica para Melhorar as Funções Cerebrais e Ajudar a Prevenir a Doença de Alzheimer e a Demência

*Prefácio de*
Sharon Palmer, RDN,
autora do livro *The Plant-Powered Diet*

*Tradução*
Mirtes Frange de Oliveira Pinheiro

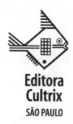

Editora Cultrix
SÃO PAULO

Título do original: *The Mind Diet*.
Copyright do texto © 2016 Maggie Moon.
Copyright da edição brasileira © 2019 Editora Pensamento-Cultrix Ltda.
1ª edição 2019.
Todos os direitos reservados. Nenhuma parte desta obra pode ser reproduzida ou usada de qualquer forma ou por qualquer meio, eletrônico ou mecânico, inclusive fotocópias, gravações ou sistema de armazenamento em banco de dados, sem permissão por escrito, exceto nos casos de trechos curtos citados em resenhas críticas ou artigos de revistas.

A Editora Cultrix não se responsabiliza por eventuais mudanças ocorridas nos endereços convencionais ou eletrônicos citados neste livro.

**Editor:** Adilson Silva Ramachandra
**Gerente editorial:** Roseli de S. Ferraz
**Preparação de originais:** Cinara Sampaio Lothamer
**Produção editorial:** Indiara Faria Kayo
**Editoração eletrônica:** Join Bureau
**Revisão:** Claudete Agua de Melo

NOTA IMPORTANTE PARA OS LEITORES
Este livro foi escrito e publicado estritamente com fins informativos e educacionais. Ele não pretende servir como recomendação médica nem como nenhuma forma de tratamento médico. O leitor deve sempre consultar o médico antes de alterar qualquer aspecto do seu tratamento médico e/ou seguir uma dieta, inclusive as diretrizes descritas neste livro. Não interrompa nem altere o uso de nenhum medicamento sem orientação médica. Qualquer uso das informações contidas neste livro está sujeita ao bom senso do leitor após consultar o médico e é de sua exclusiva responsabilidade. A autora e a editora deste livro são independentes, e a menção a marcas registradas ou outros produtos neste livro não deve ser interpretada como declaração ou sugestão de patrocínio ou endosso por tais marcas e produtos ou de qualquer tipo de afiliação. Todas as marcas registradas que aparecem na lista de ingredientes e em outras partes deste livro pertencem aos seus respectivos proprietários e são usadas aqui unicamente com fins informativos. A autora e a editora incentivam os leitores a dar preferência às marcas de qualidade mencionadas e ilustradas neste livro.

**Dados Internacionais de Catalogação na Publicação (CIP)**
**(Câmara Brasileira do Livro, SP, Brasil)**

Moon, Maggie
 Dieta mind para manter o cérebro saudável: uma abordagem científica para melhorar as funções cerebrais e ajudar a prevenir a doença de Alzheimer e a demência / Maggie Moon; prefácio de Sharon Palmer; tradução Mirtes Frange de Oliveira Pinheiro. – São Paulo: Cultrix, 2019.

 Título original: The mind diet.
 Bibliografia.
 ISBN 978-85-316-1536-8
 1. Demência 2. Doença de Alzheimer – Dieta terapêutica – Receitas 3. Doença de Alzheimer – Prevenção – Obras populares 4. Memória – Distúrbios – Prevenção I. Palmer, Sharon. II. Título.

19-30095
CDD-616.831
NLM-WM 200

**Índices para catálogo sistemático:**
1. Doença de Alzheimer: Neurologia: Medicina: Obras de divulgação 616.831
Cibele Maria Dias – Bibliotecária – CRB-8/9427

Direitos de tradução para o Brasil adquiridos com exclusividade pela
**EDITORA PENSAMENTO-CULTRIX LTDA.**, que se reserva a
propriedade literária desta tradução.
Rua Dr. Mário Vicente, 368 — 04270-000 — São Paulo, SP
Fone: (11) 2066-9000
http://www.editoracultrix.com.br
E-mail: atendimento@editoracultrix.com.br
Foi feito o depósito legal.

Para In Moon e Teju Ziggy,
mentes brilhantes – a mais velha e a mais jovem –
da minha família

# SUMÁRIO

Prefácio ............................................................................ 9

Prólogo ........................................................................... 13

Introdução ...................................................................... 15

PRIMEIRA PARTE:
### A CIÊNCIA POR TRÁS DA DIETA MIND

CAPÍTULO 1: O cérebro ...................................................... 21

CAPÍTULO 2: Os estudos da dieta MIND .......................... 41

CAPÍTULO 3: Alimentos saudáveis para o cérebro ............. 53

CAPÍTULO 4: Alimentos prejudiciais para o cérebro .......... 121

CAPÍTULO 5: Os nutrientes ............................................... 129

SEGUNDA PARTE:
### PLANO ALIMENTAR DA DIETA MIND

CAPÍTULO 6: O que comer e o que evitar ......................... 145

CAPÍTULO 7: Planejamento das refeições ........................ 159

TERCEIRA PARTE:
## RECEITAS

Café da manhã ................................................................ 179

Prato principal ............................................................... 193

Saladas e sopas .............................................................. 231

Lanches, acompanhamentos e patês .............................. 261

Bebidas e sobremesas ..................................................... 285


QUARTA PARTE:
## DICAS E FERRAMENTAS

CAPÍTULO 8: Estilo de vida para ter um cérebro sadio ....... 297

CAPÍTULO 9: Informações úteis .................................... 301


## APÊNDICE

Glossário ....................................................................... 315

Colaboradoras das Receitas ............................................ 319

Organizações de alimentos saudáveis .............................. 333

Fontes ............................................................................ 337

Referências .................................................................... 339

Índice remissivo ............................................................. 347

Índice de receitas ........................................................... 353

Agradecimentos .............................................................. 357

# PREFÁCIO

A paixone-se pelas plantas e elas retribuirão seu amor. Veja bem: segundo os cientistas, existem mais de 40 mil espécies de plantas comestíveis no planeta, e, para cada espécie, algumas têm milhares de variedades. Cada planta, do tomate suculento e saboroso às hortaliças silvestres não convencionais, amargas e picantes, tem uma história para contar, pois evolui junto com a humanidade, desenvolvendo suas próprias cores, texturas e sabores distintos, além de inúmeros nutrientes. Hoje, os pesquisadores sabem que essas plantas estão repletas de compostos chamados fitoquímicos, ou fitonutrientes, que as protegem contra ameaças, como os danos causados pelos raios solares e pelas pragas. Essas plantas também conferem proteção aos seres humanos, criando uma relação simbiótica com eles. Nós cultivamos as plantas e colhemos seus frutos, depois espalhamos as sementes para dar início a um novo ciclo de vida; nesse meio-tempo, somos alimentados e nutridos por essas plantas ao longo da nossa vida longa e próspera.

Já sabemos que muitos alimentos de origem vegetal – como verduras folhosas, frutas vermelhas, leguminosas, oleaginosas, cereais integrais, vinho e azeitonas – nos protegem de algumas doenças crônicas do nosso tempo, como doenças cardiovasculares e diabetes tipo 2. Portanto, não é de se estranhar que esses mesmos alimentos – juntamente com peixes – também sejam bons para o cérebro. Eles são ricos em compostos benéficos para o cérebro, como carotenoides, flavonoides e ácidos graxos ômega 3. Ao priorizá-los, você evita aqueles que parecem ser nocivos à saúde humana, como carne vermelha, gorduras saturadas e alimentos altamente processados.

Por que esse hábito alimentar protege o cérebro? Embora sejam necessárias mais pesquisas nessa área, estudos revelaram que os hábitos alimentares mediterrâneos estão associados ao menor risco de doenças neurodegenerativas, e demonstrou-se que a dieta MIND protege contra o declínio cognitivo que ocorre com o envelhecimento e combina duas das mais pesquisadas e eficientes dietas do planeta: a mediterrânea e a DASH (dieta para combater a hipertensão). Esses também são os padrões recomendados pelo Guia Alimentar Americano de 2015-2020 (*Dietary Guidelines for Americans 2015-2020*).

Eu aprecio o que essas duas dietas têm em comum: um foco em vegetais integrais minimamente processados. Esses alimentos são coloridos, saborosos, repletos de compostos antioxidantes e anti-inflamatórios, assim como também ricos em fibras, gorduras saudáveis, vitaminas e minerais; características essas que podem ser fundamentais para a proteção das habilidades cerebrais. Compare esse padrão alimentar com a dieta ocidental (a dieta americana típica), com altas concentrações de alimentos de origem animal e altamente processados, contendo elevado teor de açúcar e sal e baixo consumo de alimentos de origem vegetal. Consequentemente, é paupérrima em todos esses compostos que, como sabemos, fazem bem à saúde. Não é à toa que os cientistas acreditam que a alimentação ocidental possa estar associada à doença de Alzheimer; calcula-se que 25% dos casos possam ser atribuídos aos hábitos alimentares e ao sedentarismo.

A doença de Alzheimer é mais prevalescente nos países desenvolvidos, onde predomina a dieta ocidental, e os Estados Unidos figuram entre os três países com índices mais elevados da doença. Estudos demonstraram que os indivíduos que migram para os Estados Unidos apresentam índices mais altos dessa doença, quando comparados aos seus compatriotas que continuam vivendo em sua terra natal – enfatizando que a doença de Alzheimer pode ter uma relação mais forte com o ambiente e com o estilo de vida, e não apenas com a genética.

Além disso, a dieta MIND é um hábito alimentar que nutre todo o corpo – coração, rins, músculos, cérebro etc. –, e é melhor para o planeta. Quando abandonamos as dietas compostas por alimentos altamente processados e ricas em carne vermelha, também reduzimos a emissão de carbono e a poluição hídrica. E o melhor de tudo é que esse hábito alimentar é delicioso! Leguminosas macias e saborosas; verduras refogadas com azeite de oliva e limão; farro crocante bem temperado; frutas vermelhas salpicadas com nozes picadinhas; uma taça de vinho tinto. Por acaso isso parece algum sacrifício? Na verdade, acho que um dos principais benefícios das dietas mediterrânea e DASH é que elas são deliciosas e saciam a fome. Ao contrário das dietas da moda, que deixam você faminto e desprovido de nutrientes, elas têm como foco saciar e fazer bem à saúde. Você se sentirá muito bem consumindo alimentos de verdade e saborosos, temperos, azeite, um pouquinho de chocolate amargo e uma taça de vinho. E o que é bom para o corpo e para a alma – como nesse caso – também é bom para a mente.

Estou bastante entusiasmada com este livro fabuloso da minha amiga e colega Maggie Moon, que explica as bases da dieta MIND. Maggie é uma nutricionista talentosa que converteu com maestria as últimas evidências da ciência da nutrição em um método alimentar viável para toda a vida. Ela criou um autêntico modelo de alimentação saudável para a mente *e* para todo o corpo. Permita que Maggie seja a sua nutricionista e sua guia através destas páginas, explicando-lhe os mecanismos de uma mente sadia e apresentando quais são os melhores alimentos para o seu cérebro. Siga suas dicas valiosas e experimente suas deliciosas receitas para colocar em prática a dieta MIND todos os dias. Caminhe com mais sensatez em direção à melhoria da sua saúde cognitiva a cada mordida.

– Sharon Palmer, RDN
autora do livro *The Plant-Powered Diet* e
*Plant-Powered for Life*,
www.sharonpalmer.com

# PRÓLOGO

Caro leitor,

O tema deste livro é sobre como manter o cérebro jovem e saudável por meio de uma alimentação correta. As recomendações que ele traz têm um sólido embasamento científico. A dieta MIND, acrônimo de Mediterranean-DASH Intervention for Neurodegenerative Delay (Intervenção Mediterrânea-DASH para Atraso Neurodegenerativo), reúne descobertas de anos de pesquisas científicas sobre os alimentos e nutrientes que são benéficos ou prejudiciais à função cerebral. Ela se baseia em dois regimes comprovadamente eficazes que foram estudados durante várias décadas e praticados durante séculos com bons resultados. Como essa dieta é fundamentada em pesquisas, vou explicar suas bases científicas. Embora às vezes possa ser um pouco técnico, este não é um livro didático, mas, sim, um guia prático para que você, leitor, possa usar as últimas descobertas científicas sobre alimentação e demência para preparar lanches, refeições e cardápios deliciosos e nutritivos.

Como profissional de nutrição e dietética, meu objetivo é fazer uma ponte entre a ciência e a refeição. Não existem muitos recursos disponíveis para colocar esse importante plano alimentar em ação. É aí que entra este livro. Ele lhe fornece recursos para que você possa acompanhar com facilidade seus pontos diários e semanais da dieta MIND, além de mais de 75 receitas e ideias de refeições deliciosas.

Espero que você goste tanto do livro quanto gostei de escrevê-lo.

Um abraço,
Maggie Moon, MS, RDN

PS: – Ainda estamos aprendendo sobre a nutrição e sobre o cérebro. Até mesmo os pesquisadores da dieta MIND, os cérebros (desculpe o trocadilho) que estão por trás da alimentação que promove a saúde cognitiva, reconhecem que ainda há muito a aprender. Na verdade, com os avanços da ciência, eles esperam acrescentar outros alimentos à dieta MIND. Outro estudo clínico sobre a dieta MIND, iniciado em 2016, ainda está em andamento. Neste meio-tempo, você pode obter os benefícios desta dieta, cujos alimentos estão alinhados com vários regimes saudáveis respeitadíssimos.

# INTRODUÇÃO

Um fato positivo é que os americanos estão vivendo mais, e é melhor ter uma vida mais longa com uma mente sadia e ativa. O declínio cognitivo é uma preocupação crescente da área de saúde pública, no qual a alimentação pode desempenhar um papel importante, assim como na doença cardíaca, no diabetes e na obesidade. Existem dietas confiáveis, embasadas em pesquisas, para a saúde cardíaca, o controle do diabetes e do peso, e agora temos a dieta MIND para a saúde do cérebro. Este livro apresenta maneiras comprovadamente eficazes de se alimentar para manter a mente sadia, cognitivamente "mais jovem" e com menos risco de desenvolver doença de Alzheimer.

A dieta MIND abrange 15 grupos de alimentos, incluindo cinco tipos de alimentos que devem ser evitados, porém o dobro dos que devem ser consumidos. Os melhores alimentos para o cérebro são hortaliças, principalmente as verduras folhosas, oleaginosas, leguminosas, frutas vermelhas, aves, peixe, cereais integrais, azeite de oliva e vinho. Evite carne vermelha, manteiga e margarina, queijos integrais, guloseimas de confeitaria (como bolos, tortas, doces, frituras e afins) e também *fast-food*.

Com este livro, você verá como é fácil e delicioso manter a mente aguçada e se sentir até sete anos e meio mais novo em termos cognitivos. Para preparar o terreno, a Primeira Parte apresenta noções básicas sobre o cérebro e a aptidão mental, bem como a ciência por trás da dieta MIND, de maneira fácil e compreensível. Além disso, resume as pesquisas que fundamentam as recomendações para se consumir ou evitar determinados alimentos e nutrientes para ter um cérebro sadio.

Em seguida, vou lhe ensinar a elaborar o seu próprio plano da dieta MIND, inclusive o que comer, quanto comer e com que frequência comer. A Segunda Parte contém também planilhas práticas para o planejamento das refeições e recomendações gerais sobre o estilo de vida para se manter a saúde cerebral, para que você possa acompanhar o seu progresso.

A Terceira Parte do livro dá vida à dieta MIND por meio de 75 receitas e ideias de refeições completas elaboradas pelos maiores especialistas em nutrição dos Estados Unidos, com importantes informações nutricionais. Todas as receitas estão em conformidade com os parâmetros da dieta MIND, e há opções deliciosas e nutritivas para o café da manhã, pratos principais, saladas, sopas, acompanhamentos, lanches, patês, bebidas e sobremesas.

A Quarta Parte do livro traz o perfil dos alimentos benéficos para o cérebro que formam a base da dieta MIND, de sazonalidade e usos culinários à sua fascinante história. Também dou orientações e apresento estratégias para que você possa escolher as opções mais saudáveis ao ser confrontado com alimentos dos grupos que prejudicam o cérebro. Além disso, forneço planilhas com informações práticas e sucintas. Tem planilhas com dicas sobre atalhos na cozinha, maneiras não tradicionais de usar os alimentos da dieta MIND, os melhores alimentos de origem vegetal, opções sustentáveis de peixes e combinações simples de pratos, bem como uma rápida referência aos alimentos que fazem parte da dieta MIND.

Este livro chega numa hora em que a perda de memória e o declínio cognitivo são comuns, e alguns dos maiores temores, em pessoas que estão envelhecendo. De acordo com o Centro de Controle e Prevenção de Doenças (CDC – Center for Disease Control and Prevention) dos Estados Unidos, os americanos têm duas vezes mais medo de perder as habilidades cognitivas, sobretudo a memória, do que de perder a capacidade física. O declínio cognitivo natural da idade pode acarretar perda de independência e angústia emocional. É por esse motivo que este livro fala de esperança, prevenção e ações positivas diárias para retardar o declínio cognitivo e minimizar o risco de doença de Alzheimer ao longo do caminho. Embora a ciência da alimentação para prevenir essa doença seja relativamente jovem, é possível que mudanças de longo prazo nos hábitos alimentares possam ter um efeito protetor.

O melhor de tudo é que a dieta MIND é a maneira mais simples de atingir esse objetivo, pois ela é menos rigorosa que as dietas mediterrânea e DASH nas quais ela se baseia, e, além disso, é eficaz mesmo quando seguida com moderação.

PRIMEIRA PARTE

# A Ciência por Trás
# da Dieta MIND

CAPÍTULO 1

# O CÉREBRO

## Apanhado geral sobre o cérebro

Apresento a seguir algumas noções básicas sobre o cérebro e as funções cognitivas que serão relevantes neste livro. Elas estão longe de ser abrangentes ou até mesmo detalhadas. Informações simples sobre várias partes do cérebro serão fornecidas numa linguagem acessível. Por exemplo, em vez de falar sobre as regiões anterior e posterior do cérebro, usarei termos como "na frente" e "atrás".

Depois de estabelecer uma estrutura básica dos mecanismos cerebrais, este capítulo vai analisar as alterações cerebrais que ocorrem com o declínio cognitivo, a demência e a doença de Alzheimer.

## O cérebro: conceitos básicos

O encéfalo, parte do sistema nervoso central situado dentro do crânio, divide-se em três partes principais: cérebro, cerebelo e tronco encefálico. O cérebro constitui a maior parte do encéfalo e é responsável pelas funções superiores, como raciocínio lógico, aprendizado, emoções, linguagem falada, coordenação motora fina, interpretação correta do tato, da visão e da audição e, obviamente, memória. (Para fins ilustrativos, o cerebelo e o tronco encefálico são estruturas menores situadas abaixo do cérebro e que controlam funções como respiração, digestão, temperatura corporal e equilíbrio.) O cérebro, por sua vez, divide-se em duas partes: os hemisférios direito e esquerdo. Cada hemisfério tem quatro áreas denominadas lobos: um na frente, um atrás e dois no meio, um sobre o outro. Há oito no total.

Cada lobo está associado a determinado conjunto de funções. Mas eles não são independentes. É importante reconhecer que, assim como nenhum homem é uma ilha, nenhum lobo consegue agir sozinho. Estudos de neuroimagem mostraram que diversas partes do cérebro são ativadas ao mesmo tempo durante qualquer tarefa.

O lobo situado na parte da frente do cérebro, devidamente chamado de lobo frontal (espere um pouco, nem todos são nomeados com tanto bom senso), é a área mais avançada do cérebro. Ele recebe informações por intermédio dos sentidos (visão, tato, paladar, audição, olfato) e da percepção espacial (p. ex., equilíbrio e movimento) e é responsável por planejamento, memória de curto prazo (memória operacional), compreensão de ideias abstratas, inibição de comportamentos emocional ou socialmente inapropriados, movimentos voluntários e linguagem expressiva. Esses complexos comportamentos de planejamento estão associados com a atividade na parte da frente do lobo frontal, denominada córtex pré-frontal, localizada logo atrás da testa.

O lobo temporal, situado na parte inferior central, tem três regiões – uma mais acima, uma no meio e uma mais abaixo, que tecnicamente são chamadas de superior, medial e inferior – e desempenha um papel importante na audição, compreensão da linguagem e memória, bem como no aprendizado e na retenção de informações. O lobo temporal medial (LTM) abrange o hipocampo, que está envolvido na formação da memória de longo prazo e na orientação espacial. Uma lesão nessa área causa perda de memória e desorientação.

O lobo parietal, situado na parte superior central, é responsável por interpretar aquilo que o corpo toca. Ele também está envolvido no pensamento espacial, como girar objetos mentalmente; armazenar ideias de movimento; e controlar a intenção de se mover. Essa parte do cérebro é muito útil em aulas de dança. Além disso, assim como o lobo frontal, o lobo parietal está envolvido na memória de curto prazo.

O lobo occipital, quarto e último, situa-se na parte de trás do cérebro. Essa área é a mais distante dos olhos e, no entanto, é o principal centro responsável pelo reconhecimento visual, ou seja, a capacidade de entender o que se vê e, portanto, importantíssimo para a visão.

Logo abaixo do lobo occipital está o cerebelo, uma estrutura importante porque tem mais neurônios do que qualquer outra parte do cérebro. O cerebelo tem muitas conexões com os lobos frontais e com quase todas as outras áreas do cérebro. Ele está envolvido na aprendizagem e na coordenação dos movimentos.

## O cérebro faminto

O cérebro é o órgão mais ávido do corpo humano, pois consome mais energia que qualquer outro órgão – até 20% das calorias diárias. A fonte de energia preferida do cérebro é a glicose, que ele obtém quando os alimentos que ingerimos são quebrados e parte da glicose é transportada para as células cerebrais (neurônios) pela corrente sanguínea. O cérebro tem um metabolismo elevado e consome nutrientes rapidamente. Ele é ávido não apenas por energia, mas também por antioxidantes. O cérebro é particularmente sensível ao estresse oxidativo, que ocorre quando há mais radicais livres (moléculas instáveis que danificam as células) do que antioxidantes para neutralizá-los. O estresse oxidativo causa danos ao tecido cerebral. De fato, segundo uma teoria no campo dos distúrbios cerebrais, o cérebro precisa ser salvo de oxidação e inflamação por meio de antioxidantes (p. ex., vitaminas E, C e A, flavonoides [compostos vegetais] e enzimas) e dos minerais de que ele necessita para funcionar melhor (p. ex., manganês, cobre, selênio e zinco).

O corpo usa dois tipos de antioxidante: enzimas feitas pelo próprio organismo e nutrientes oriundos dos alimentos. As enzimas antioxidantes produzidas pelo organismo podem impedir a formação de substâncias tóxicas, e os nutrientes antioxidantes contidos nos alimentos podem neutralizar as consequências danosas da oxidação, como os radicais livres. O cérebro não tem tantas enzimas antioxidantes à sua disposição quanto outras partes do corpo, o que significa que os nutrientes antioxidantes têm um papel maior a desempenhar. Essa é uma das razões pelas quais uma boa nutrição e uma alimentação saudável são tão importantes para manter o cérebro sadio.

## O cérebro gordo

Assim como o restante do corpo, a maior parte do cérebro é composta por água (cerca de 75%). No entanto, além de água tem a massa encefálica, que é constituída por 60% de gordura (também conhecida como lipídios). As gorduras são componentes estruturais essenciais dos neurônios. Não admira, portanto, que o cérebro necessite de gorduras saudáveis para funcionar bem, desde facilitar o fluxo sanguíneo até melhorar a memória e o humor. Os neurônios se comunicam por meio de um sistema de sinalização que é atualizado mediante um novo suprimento de ácidos graxos. O organismo produz toda a gordura saturada de que precisa, mas algumas delas precisam ser obtidas com a alimentação, como ômega-3 e ômega-6, gorduras poli-insaturadas essenciais. A alimentação americana geralmente contém uma quantidade suficiente de gorduras ômega-6, mas não de ômega-3, proveniente de peixes, oleaginosas variadas e sementes.

A gordura mais metabolicamente ativa no cérebro é um tipo de ácido graxo poli-insaturado da família ômega-3 chamado ácido docosaexaenoico (DHA), encontrado em peixes gordurosos como o salmão. O organismo também consegue converter o ácido alfa-linolênico (ALA) ômega-3, proveniente de vegetais como linhaça e nozes, em DHA. Isso significa que, tecnicamente, o organismo não requer fontes externas de DHA, mas elas ajudam, pois ele converte apenas cerca de metade da porcentagem de ALA em DHA.

Como diferentes gorduras são digeridas e absorvidas, o colesterol é transportado ao redor do corpo em várias formas, como LDL (às vezes chamado de colesterol "ruim") e HDL (às vezes chamado de colesterol "bom"). O colesterol é parte essencial das membranas celulares sadias e desempenha uma função na produção de hormônios e vitamina D. O papel do colesterol na doença de Alzheimer ainda não foi totalmente esclarecido, mas estudos revelaram que níveis elevados de colesterol LDL estavam relacionados com uma quantidade maior de placas nos cérebros acometidos por essa doença (placas amiloides).

# O que é cognição?

Para compreender o que é declínio cognitivo, primeiro é importante saber o que é cognição. Em termos simples, é o pensamento. Mas sua definição está longe de ser simples. Cognição se refere à forma como uma pessoa entende o mundo e age nele, e inclui todas as habilidades mentais necessárias para realizar tanto tarefas simples como tarefas complexas, de trancar a porta da frente a analisar um relatório científico. Para explicar melhor, cognição é um termo que descreve o processo de receber informações sensoriais (p. ex., o que vemos, lemos, tocamos, saboreamos, sentimos, cheiramos ou ouvimos) e transformá-las em seus componentes mais importantes (redução), preencher lacunas (elaboração), recordar (armazenar e recuperar memórias) e usar essas informações para interagir com o mundo à nossa volta, compreender a linguagem, resolver problemas etc.

De acordo com o Instituto Nacional do Envelhecimento (NIA – National Institute on Aging), uma divisão do Instituto Nacional da Saúde (NIH – National Institute of Health) do Departamento de Saúde e Serviços Humanos dos Estados Unidos:

> *Cognição é a capacidade de pensar, aprender e lembrar. É a base de como raciocinamos, julgamos, nos concentramos, planejamos e organizamos. Uma boa saúde cognitiva, assim como a saúde física, é muito importante à medida que envelhecemos, para que possamos permanecer independentes e ativos. Alguns declínios na habilidade cognitiva e na memória são normais com a idade, mas às vezes podem indicar problemas.*

As habilidades cognitivas, ou funções cerebrais, abrangem percepção, atenção, memória, habilidades motoras, linguagem, processamento visuoespacial e funcionamento executivo, como explicado abaixo:

- Percepção é a maneira como nossos sentidos reconhecem e absorvem informações. É o que acontece quando recebemos estímulos sensoriais.

- Atenção é a nossa capacidade de manter a concentração sobre algo enquanto filtramos pensamentos ou estímulos sensoriais conflitantes no ambiente. Inclui a capacidade de redução.

- A memória pode ser de curto ou de longo prazo. A memória de curto prazo pode durar apenas 20 segundos e ser usada na leitura da etapa de uma receita antes de fazê-la, enquanto a memória de longo prazo é capaz de armazenar informações por anos a fio.

- As habilidades motoras, nem sempre consideradas uma aptidão cognitiva, usam a capacidade cerebral e a perda dessas habilidades pode ser parte das dificuldades do declínio cognitivo. Essas são as habilidades usadas para movimentar os músculos (p. ex., fazer sapateado, bater na cabeça enquanto se esfrega a mão sobre o estômago ao mesmo tempo, andar) e manipular objetos (p. ex., manusear uma raquete de tênis, usar um lápis) segundo a própria vontade.

- As habilidades linguísticas permitem ao nosso cérebro compreender (converter sons em palavras) e usar a linguagem (gerar respostas verbais).

- As habilidades visuoespaciais incluem a capacidade de ver objetos e entender a relação espacial entre eles. Por exemplo, ser capaz de dizer qual é a distância entre dois lápis colocados próximos entre si e se eles estão posicionados no mesmo ângulo ou em ângulos diferentes. Essas habilidades também são usadas para girar mentalmente uma forma.

♦ O funcionamento executivo pode ser considerado também como habilidades de raciocínio lógico e inclui a capacidade de planejar e fazer coisas. Essas habilidades abrangem usar modos flexíveis de pensamento; imaginar com empatia de que outra pessoa gosta ou não gosta; prever um resultado com base numa experiência passada; identificar um problema e encontrar soluções; fazer escolhas; usar a memória de curto prazo para receber informações apenas por tempo suficiente para usá-las (memória operacional ou de trabalho); ter consciência suficiente das próprias emoções para conseguir lidar com elas; dividir ideias ou ações complexas em pequenas etapas e colocá-las na ordem correta do que precisa ser feito primeiro (os *chefs* de cozinha usam essa habilidade em sua *mise em place*, ou seja, o processo de analisar uma receita e executá-la na ordem certa); e concentrar-se de uma maneira que possa eliminar as distrações internas e externas.

## O que é declínio cognitivo?

Por que a capacidade cognitiva diminui com a idade? O declínio cognitivo que ocorre com a idade é descrito como "normal", enquanto comprometimento cognitivo leve (CCL) e doenças neurodegenerativas mais graves, como demência ou Alzheimer, são diferenciadas das alterações normais.

As alterações normais incluem um declínio gradual do raciocínio conceitual (isso explica por que os adultos mais velhos costumam pensar de forma mais concreta do que os adultos mais jovens), da memória (p. ex., esquecimento de fatos e datas, dificuldade de se lembrar de informações obtidas recentemente) e da velocidade de processamento (p. ex., reação mais lenta a um farol verde).

De acordo com uma recente revisão de pesquisas neurocientíficas publicada numa edição da revista *Clinics in Geriatric Medicine*, em 2013, o cérebro em envelhecimento normal pode apresentar sinais de desgaste cognitivo causado por perda de volume da substância cinzenta e alterações na substância branca. A substância cinzenta representa 40% do cérebro e a substância branca representa os restantes 60%. É na substância cinzenta que ocorre todo o processamento, e a substância branca permite que diferentes áreas de substância cinzenta se comuniquem entre si e com outras partes do corpo. A substância cinzenta é como uma fábrica, e a substância branca é o caminhão que transporta mercadorias de uma fábrica para outra, ou de uma fábrica para uma loja. Aparentemente, no que se refere ao declínio cognitivo natural da idade, a questão não é preta e branca, mas cinza e branca.

A quantidade de substância cinzenta começa a diminuir depois dos 20 anos de idade, principalmente no córtex pré-frontal, mas também no hipocampo. Esse processo faz parte do envelhecimento natural. Os cientistas acreditam que a redução da substância cinzenta possa ser causada pela morte de neurônios. Uma proteína chamada beta-amiloide, encontrada em todas as pessoas que têm demência de Alzheimer, pode matar os neurônios. A beta-amiloide também é encontrada em 20% a 30% dos adultos normais, o que pode, porém não necessariamente, prever que um dia eles terão doença de Alzheimer. Outra explicação é que ocorre uma redução no tamanho dos neurônios e no número de conexões interneuronais. Essa redução está muito bem documentada em adultos mais velhos. Com o envelhecimento, os neurônios tornam-se mais simples, mais curtos e formam menos conexões com outros neurônios. A substância branca encolhe muito mais do que a substância cinzenta à medida que ficamos mais velhos. Áreas semelhantes do cérebro mostraram de 16% a 20% de perda de substância branca, mas somente 6% de perda de substância cinzenta. As consequências dessas alterações normais do cérebro que ocorrem com o tempo são pequenas e não devem impedir a realização das atividades diárias.

O CCL é mais grave que o declínio cognitivo próprio da idade. Trata-se de um problema que afeta a memória e o pensamento (p. ex., planejamento, organização, discernimento) a ponto de ser percebido, mas que não chega a interferir na vida cotidiana. Algumas causas de comprometimento cognitivo, como efeitos colaterais de medicamentos, deficiência de vitamina $B_{12}$ e depressão, são tratáveis. O comprometimento cognitivo leve é um fator de risco para doença de Alzheimer, mas nem sempre resulta em doença de Alzheimer.

## O que é demência?

Demência significa literalmente "privação da mente" (do latim *de* [privação]; *mens, mentis* = mente). Demência é um conjunto de sintomas, mas não uma doença em si. É um termo usado para descrever sintomas que podem ser causados por distúrbios cerebrais como doença de Alzheimer ou acidente vascular cerebral (AVC). Os sintomas de demência abrangem problemas de memória, pensamento, linguagem ou habilidades sociais, bem como mudanças atípicas de comportamento. O envelhecimento não causa demência, embora a demência seja mais comum em pessoas mais velhas. Episódios ocasionais de esquecimento, dificuldade para encontrar uma palavra ou qualquer um desses sintomas podem ser parte normal do envelhecimento, sem nenhuma relação com demência. O problema é quando os sintomas começam a interferir na vida cotidiana ou nas atividades da vida diária (AVD). Por exemplo, quando os sintomas impedem a pessoa de trabalhar, vestir-se ou fazer as refeições. Exemplos de AVD:

**Alimentar-se** – comer e beber o suficiente para atender as necessidades nutricionais.

**Ir ao banheiro** – ir até o banheiro, sentar e levantar do vaso sanitário e usá-lo corretamente.

**Locomover-se pela casa** – às vezes é chamado de transferência. Refere-se a deitar e levantar da cama, sentar e levantar de cadeiras ou de uma cadeira de rodas.

**Outras responsabilidades** – usar o telefone, fazer compras, preparar refeições, arrumar a casa, lavar roupa, dirigir um meio de transporte, tomar os próprios medicamentos e administrar as próprias finanças.

**Ter continência** – controlar a bexiga e o intestino.

**Tomar banho** – inclusive entrar e sair da banheira ou do chuveiro.

**Vestir-se** – pôr e tirar roupas, sapatos, órteses, próteses.

Em meados deste século, aproximadamente um quarto da população americana terá 65 anos ou mais, e mais de uma em cada três pessoas dessa população mais velha provavelmente terá demência. O índice de demência sobe drasticamente com o avançar dos anos: 3% na faixa de 65 a 74 anos, 19% na faixa de 75 a 84 anos e 47% a partir de 85 anos.

Existem mais de 50 doenças associadas com demência, mas a causa mais comum de demência é a doença de Alzheimer, que representa 60% a 80% de todos os casos. Doença com corpos de Lewy (DCL) – depósitos anormais de proteína nos neurônios –, endurecimento das artérias (arteriosclerose) e AVC também são causas comuns de demência. Outras doenças que podem produzir sintomas de demência são doença de Parkinson (DP), doença de Huntington (HD), infecção por HIV, traumatismo craniano, depressão severa e doença de Creutzfeldt-Jakob (DCJ). Há outras causas de sintomas demenciais que não estão relacionadas com doenças. De acordo com o Instituto Nacional da Saúde (NIH) dos Estados Unidos, medicamentos, problemas metabólicos, deficiências nutricionais, infecções, intoxicação, tumores cerebrais, falta de oxigenação no cérebro e problemas cardíacos e pulmonares podem provocar sintomas parecidos com os da demência.

A maior parte das demências é irreversível. No entanto, há exceções a essa regra. Algumas formas de demência podem ser detidas ou até mesmo revertidas se forem diagnosticadas a tempo, como os sintomas causados por deficiências vitamínicas, tumores cerebrais, alcoolismo crônico e alguns medicamentos.

## O que é doença de Alzheimer?

A doença de Alzheimer (DA) é a causa mais comum de demência: quatro em cada cinco casos. Trata-se de um distúrbio cerebral progressivo e irreversível, a sexta principal causa de morte nos Estados Unidos. Calcula-se que atualmente atinge mais de 5 milhões de americanos, inclusive um em cada nove adultos a partir de 65 anos. Acredita-se que o número de pessoas acometidas por essa doença mais do que dobre até 2050 e que, a cada 33 segundos, um americano vai desenvolver a doença de Alzheimer. Na maioria dos casos, os primeiros sintomas surgem depois dos 65 anos. Os cientistas ainda não sabem exatamente o que causa a doença em adultos mais velhos, sobretudo porque pode ser uma consequência de complexas alterações cerebrais que ocorrem ao longo de décadas. Para o Instituto Nacional do Envelhecimento dos Estados Unidos, entre as causas prováveis está uma combinação de predisposição genética, ambiente e estilo de vida. Menos de 5% dos casos ocorrem em adultos na faixa de 30 a 60 anos de idade, e em sua maioria estão relacionados com histórico familiar de doença de Alzheimer de início precoce; embora alguns casos não tenham uma causa conhecida.

Genotipagem da apolipoproteína E (ApoE) é um exame laboratorial que pode ajudar a confirmar o diagnóstico de doença de Alzheimer de início tardio em adultos sintomáticos, mas não deve ser o único instrumento usado no diagnóstico. Se uma pessoa que sofre de demência também tiver ApoE-e4, o mais provável é que sua demência seja causada por Alzheimer, mas essa não é uma comprovação. Na verdade, não existem exames diagnósticos definitivos para doença de Alzheimer durante a vida. Este exame não é apropriado para a triagem de pessoas assintomáticas, e algumas pessoas que têm ApoE-e4 nunca desenvolverão essa doença.

A doença de Alzheimer geralmente é caracterizada por perda de memória e declínio cognitivo em uma ou mais áreas, como habilidades de linguagem, raciocínio lógico, atenção ou percepção visual. Todos os casos da doença envolvem declínio cognitivo, mas nem todos os declínios cognitivos se devem à doença de Alzheimer.

Os fatores de risco para doença de Alzheimer de início tardio são:

- Idade avançada
- Fatores genéticos (principalmente a presença do alelo e4 do gene da apolipoproteína E (ApoE)
- Histórico familiar
- Histórico de traumatismo craniano
- Hipertensão na meia-idade
- Obesidade
- Diabetes
- Hipercolesterolemia (níveis elevados de colesterol no sangue)

## Doença de Alzheimer e dano cerebral

Alguns pesquisadores acreditam que estresse oxidativo e inflamação, resultante do consumo de alimentos prejudiciais à saúde, tabagismo, poluição ou doença, estejam na origem da doença de Alzheimer. Normalmente, a barreira hematoencefálica protege o cérebro de estresse oxidativo e inflamação. No estágio inicial da doença, essa barreira começa a se deteriorar. Esse dano pode ser causado por inflamação.

Imagine que o cérebro sadio é a tela de um pintor na qual figuram estrelas harmoniosas e uniformemente coloridas (neurônios) conectadas por linhas ordenadas sobre um fundo branco. Vamos usar essa analogia para compreender cinco mudanças que ocorrem no cérebro com a doença de Alzheimer.

> 1. Há um acúmulo de proteína beta-amiloide (também chamada de placas neuríticas ou senis) entre os neurônios, como borrões de tinta maculando a tela branca.

2. Emaranhados ou novelos neurofibrilares (fibras retorcidas que impedem que a nutrição chegue a todas as partes do neurônio) formam-se dentro das células neuronais, como se alguém acrescentasse tinta em excesso às estrelas, criando uma textura irregular em relevo.

3. Os neurônios morrem, como se alguém apagasse algumas das estrelas da tela.

4. Ocorre a perda de sinapses, a região localizada entre os neurônios, necessária para que eles se comuniquem. As linhas ordenadas entre as estrelas começam a desaparecer. Sem as sinapses, os neurônios não são muito eficientes.

5. O tecido cerebral encolhe (processo conhecido como atrofia cerebral), afetando quase todas as suas funções, como se alguém colocasse a tela do pintor na secadora, fazendo com que tudo nela ficasse menor do que a versão original.

## História da descoberta da doença de Alzheimer

A nome da doença é uma homenagem ao dr. Alois Alzheimer. Em 1906, uma de suas pacientes morreu de uma doença mental incomum que fez com que ela apresentasse perda de memória, problemas de linguagem e comportamento imprevisível. Após a morte da paciente, ele estudou seu tecido cerebral e encontrou dois tipos de anormalidades. O dr. Alzheimer descobriu agregados anormais que agora chamamos de placas: placas amiloides ou placas beta-amiloides. Ele também encontrou feixes emaranhados de fibras nos neurônios, que atualmente são chamados de emaranhados neurofibrilares, emaranhados fibrilares ou emaranhados de tau.

# Como testar a aptidão mental

A aptidão mental e seu declínio são medidos com base em cinco áreas de funcionalidade do cérebro, por meio de vários testes. A pesquisa sobre a dieta MIND realizada em 2015 usou 19 testes padronizados para avaliar os seguintes domínios cognitivos: memória episódica, memória semântica, velocidade de percepção, memória operacional e habilidade visuoespacial.

Memória episódica é um processo de três etapas que envolve a capacidade de registrar as experiências pessoais com eventos diários e salvá-las como memórias que podem ser evocadas mais tarde. Pense nela como a memória que armazena a sua visão pessoal dos eventos da sua vida, como imagens que uma câmera presa à sua testa capta em episódios sequenciais de uma série de TV chamada "minha vida". Alguns exemplos de memória episódica são: lembrar-se de onde você estacionou o carro esta manhã, os detalhes do dia do seu casamento ou onde você estava ou o que estava fazendo quando ficou sabendo dos ataques de 11 de Setembro ou no dia em que John Kennedy foi assassinado.

A área do cérebro importante para esse tipo de memória é o lobo temporal medial (LTM). Na pesquisa da dieta MIND, ela foi avaliada com base nos resultados de uma bateria de sete testes, como: (1) memória de lista de palavras, (2) evocação de lista de palavras, (3) reconhecimento de lista de palavras, (4) evocação imediata de uma história, (5) evocação tardia de uma história e (6) evocação imediata e (7) tardia de uma segunda história.

Memória semântica é a reserva cerebral de conhecimentos gerais. É o tipo de memória bastante útil antes de uma prova; ela está relacionada com fatos e palavras. Ao contrário da memória episódica, a memória semântica em geral não está conectada com uma época ou lugar específico. Alguns exemplos de memória semântica são: compreender o que é uma chave e como ela funciona numa porta e lembrar-se de nomes de cores ou de capitais de estados. Inclui até mesmo lembrar-se do que é um gato e saber como articular uma frase. Esses são fragmentos de informações que não estão necessariamente ligados a uma experiência pessoal. A diferença entre memória episódica e memória semântica é a diferença entre lembrar-se de como você se sentiu quando encontrou seu melhor amigo e saber que vocês se encontraram em determinada data. A pesquisa da dieta MIND mediu a memória semântica por meio de três testes: (1) teste de nomeação (2) fluência verbal e (3) uma versão abreviada de 15 itens do National Adult Reading Test (NART), um teste padronizado de leitura.

Velocidade de percepção é a capacidade de analisar, comparar e contrastar rapidamente números, letras e objetos. Na pesquisa da dieta MIND, esse parâmetro foi medido por meio de quatro testes: (1) teste de substituição de símbolos por dígitos (*symbol-digit test*), em que o indivíduo deve fazer a correspondência de determinados números com algumas figuras geométricas num curto espaço de tempo, cerca de 90 segundos, (2) um teste de comparação numérica que avalia a capacidade de comparar números com rapidez e precisão, (3) um teste de 30 segundos que avalia a capacidade que o indivíduo tem de ler uma lista de nome de cores impressos em cores diferentes (p. ex., ler a palavra "azul" corretamente, mesmo que ela esteja impressa na cor vermelha) e (4) um teste de 30 segundos que consiste em dizer a cor da tinta com que o nome da cor foi escrito (p. ex., conseguir dizer "vermelho" ao ver a palavra "azul" escrita na cor vermelha).

Memória operacional é caracterizada pela maneira como informações são armazenadas temporariamente a fim de realizar uma tarefa mental. Pode ser considerada uma forma de memória de curto prazo. Em outras palavras, é a capacidade de reter informações por tempo suficiente para usá-la da maneira certa. Trata-se do armazenamento temporário de informações para um propósito específico. Por exemplo, é graças à memória operacional que você consegue discar o número de telefone que alguém acabou de ditar ou de somar 14 e 73 sem usar calculadora, papel e caneta ou qualquer outro instrumento externo. Na pesquisa da dieta MIND, a memória operacional foi medida com o auxílio de três testes: (1) ordenamento direto de dígitos (*digit span forward*), (2) ordenamento inverso de dígitos (*digit span backward*) e (3) ordenamento ascendente de dígitos (*digit ordering tests*). Os primeiros dois testes determinam a extensão da memória ao medir a lista mais longa de itens que o indivíduo consegue recitar. A lista pode ser de números, letras ou palavras. Na pesquisa da dieta MIND foram usados números. No primeiro teste de memória (ordenamento direto), o indivíduo tinha de se lembrar dos números na mesma ordem em que foram apresentados. No segundo teste de memória (ordenamento inverso), o indivíduo tinha de se lembrar dos números na ordem inversa que foram apresentados; esse teste é mais difícil. O terceiro teste de memória (ordenamento ascendente) desafiava a capacidade da memória operacional ao pedir que o indivíduo memorizasse uma série de números e os repetisse em ordem crescente (do menor para o maior).

Habilidade visuoespacial é o grau com que o cérebro consegue entender as imagens que estão sendo visualizadas e como elas funcionam. Por exemplo, abotoar uma camisa, fazer a montagem de um móvel, reconhecer um triângulo ou estacionar um carro. A habilidade visuoespacial foi medida por dois testes: (1) Julgamento de Orientação de Linhas (JoLO – Judgement of

Line Orientation); e Matrizes Progressivas de Raven, escala geral (SPM – Standard Progressive Matrices). O primeiro teste usa um semicírculo com linhas uniformemente distribuídas como a constante, depois apresenta uma série de linhas em pares. Para passar no teste é preciso fazer a correspondência precisa das duas linhas com uma das linhas do espectro do semicírculo (ver a Figura 1).

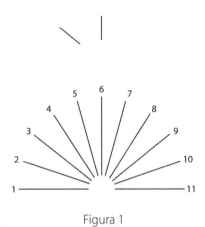

Figura 1

O teste de Matrizes Progressivas de Raven é um teste não verbal de múltipla escolha em que o indivíduo tem de completar um padrão ou imagem com uma das opções oferecidas. O teste tem um grau de dificuldade crescente.

Esses 19 testes dos cinco domínios cognitivos são medidas validadas da função cognitiva.

CAPÍTULO 2

# OS ESTUDOS DA DIETA MIND

## O que é a dieta MIND?

Dieta MIND é uma maneira saudável de se alimentar baseada em evidências e elaborada para prevenir a doença de Alzheimer e retardar o declínio cognitivo. Os dois principais estudos da dieta MIND mostram que ela mantém o cérebro sete anos e meio mais jovem e reduz em até 53% o risco de desenvolver Alzheimer. A dieta MIND foi desenvolvida por pesquisadores do Centro Médico da Universidade Rush (RUMC) e da Universidade de Harvard, nos Estados Unidos. A equipe de pesquisadores, liderada pela dra. Martha Clare Morris, diretora de epidemiologia nutricional do Departamento de Medicina Interna da RUMC, em Chicago, elaborou a nova dieta com base nas dietas mediterrânea e dieta para combater a hipertensão chamada DASH (Dietary Approaches to Stop Hypertension), fazendo modificações em função dos resultados de estudos que analisaram especificamente a saúde do cérebro. (Tanto a dieta mediterrânea como a DASH demonstraram ser promissoras em relação à saúde do cérebro, embora nenhuma das duas tenha sido criada para essa finalidade.) A dieta MIND, dessas duas dietas bem estabelecidas, é uma seleção dos alimentos que mais fazem bem para o cérebro e é comprovada por dados oriundos de pesquisas sobre nutrição e demência.

MIND, como eu disse anteriormente, é um acrônimo de Mediterranean-DASH Intervention for Neurodegenerative Delay (Intervenção Mediterrânea-DASH para Atraso Neurodegenerativo). Em 2016, foi considerada a segunda melhor dieta no ranque de Melhores Dietas do *U.S. News & World Reports*, ficando atrás apenas da DASH. As melhores dietas desse ranque devem ser fáceis de serem seguidas, nutritivas, seguras e eficazes na perda de peso e na prevenção de diabetes e doenças cardiovasculares. A dieta MIND preenche todos esses requisitos e se concentra nos alimentos especificamente benéficos para o cérebro.

A dieta MIND tem 15 componentes: dez tipos de alimentos bons para o cérebro, que devem ser consumidos, e cinco prejudiciais para o cérebro, que devem ser evitados. Os alimentos mais saudáveis para o cérebro são os cereais integrais, hortaliças em geral, principalmente as verduras folhosas, oleaginosas (como castanhas, nozes, pistache, amendoim e afins), leguminosas, frutas vermelhas, aves, peixes, azeite de oliva e vinho. Os grupos de alimentos prejudiciais são manteiga e margarina, queijos integrais, *fast-food*, carne vermelha e guloseimas de confeitaria (como bolos, tortas, doces, frituras e afins).

Para fazer 15 pontos na dieta MIND, a pontuação mais alta, é preciso consumir todos os dias três porções de cereais integrais, uma porção de hortaliças e uma taça de vinho; além disso, é preciso comer quase todos os dias verduras folhosas (pelo menos seis vezes por semana); oleaginosas a maior parte dos dias (pelo menos cinco vezes por semana); leguminosas dia sim, dia não (quatro vezes por semana); frutas vermelhas, duas vezes por semana; aves, duas vezes por semana; peixe, uma vez por semana; e usar azeite de oliva como fonte principal de gordura.

Por fim, é preciso restringir ao máximo os alimentos que não fazem bem para o cérebro e com certeza consumir menos de 1 (uma) colher de manteiga ou margarina por dia; guloseimas de confeitaria e doces, menos de cinco vezes por semana; carne vermelha, menos de quatro vezes por semana; queijo integral, menos de uma porção por semana; e fritura e *fast-food*, menos de uma vez por semana. Cada um desses requisitos vale um ponto, perfazendo 15 pontos.

Vale notar que a dieta MIND é mais fácil de seguir que a dieta mediterrânea e a dieta DASH, pois requer menos porções de peixe, cereais, frutas e hortaliças e não enfatiza o consumo de laticínios nem restringe o consumo total de gordura. Outro aspecto diferente da dieta MIND é que ela recomenda especificamente o consumo de verduras folhosas, bem como de outras hortaliças, mas não tem uma recomendação sobre frutas, a não ser especificamente de frutas vermelhas, como mirtilo, romã, framboesa, amora e morango.

A dieta MIND melhora a saúde cognitiva graças à sua abordagem baseada em evidências de selecionar alimentos anti-inflamatórios e ricos em antioxidantes que protegem o cérebro e dificultam a formação de placas nocivas. Eliminar os alimentos prejudiciais para o cérebro pode ser igualmente importante, se não ainda mais importante, pois a ingestão excessiva desses alimentos danifica a barreira hematoencefálica e promove a formação de placas beta-amiloides.

## Uma dieta inteligente baseada em duas dietas saudáveis

Antes da dieta MIND, estavam sendo feitos estudos sobre as dietas mediterrânea e DASH para descobrir se elas tinham efeito sobre o declínio cognitivo, embora não fosse esse o seu foco.

Como ficou demonstrado que ambas protegem contra pressão alta, doença cardiovascular, AVC e diabetes, fazia todo sentido analisar o seu efeito sobre o cérebro, pois esses mesmos quadros clínicos aumentam o risco de declínio cognitivo.

A dieta mediterrânea se baseia em vegetais e preconiza a ingestão de frutas, hortaliças, cereais integrais, oleaginosas, leguminosas, azeite de oliva, ervas, temperos e peixes. Inclui também o consumo moderado de aves, ovos, queijo, iogurte e vinho (opcional). Pesquisas comprovaram seus benefícios na prevenção de doenças cardiovasculares e do diabetes.

A dieta DASH também se baseia em vegetais. Ela foi elaborada para reduzir a pressão arterial e dá ênfase ao consumo de cereais, hortaliças, frutas, laticínios semidesnatados ou desnatados, oleaginosas, sementes e leguminosas, além do consumo ocasional de carne, aves e peixes magros. Essa dieta restringe a ingestão de gorduras, doces e sal. Estudos rigorosos mostraram que a dieta DASH reduz a pressão arterial, aumenta os níveis de colesterol HDL (benéfico) e diminui os níveis de colesterol LDL (prejudicial) e triglicérides.

A dieta mediterrânea é diferente da DASH porque usa o azeite de oliva como principal fonte de gordura, tem um alto consumo de peixe e inclui uma quantidade moderada de vinho junto com as refeições. A dieta DASH é diferente da dieta mediterrânea no sentido de que restringe especificamente o consumo de gordura saturada e guloseimas de confeitaria e doces, além de estimular a ingestão de laticínios.

Um ponto em comum das dietas MIND, mediterrânea e DASH é que as três preconizam o consumo de vegetais e limitam o consumo de alimentos de origem animal e de alimentos ricos em gordura saturada. O ponto divergente é que a dieta MIND não recomenda especificamente o consumo de frutas, laticínios, nem de várias refeições à base de peixe por semana. No entanto, ela recomenda especificamente o consumo de frutas vermelhas e hortaliças, principalmente as verduras folhosas.

## Estudo 1: cortando pela metade o risco de Alzheimer

Novas pesquisas descobriram que, com a dieta MIND, é possível reduzir o risco de desenvolver doença de Alzheimer em 35% a 53%. Os resultados são de um estudo de muitos anos que foi publicado em 2015 na revista *Alzheimer's & Dementia*, da Associação Americana de Alzheimer. Os dados mostraram que, quanto maior a adesão à dieta MIND, maiores eram os benefícios. No entanto, mesmo quando seguida com moderação, ela tinha um impacto significativo. A alimentação dos participantes também foi comparada com os padrões alimentares das dietas mediterrânea e DASH. De modo geral, em relação à redução de risco da doença de Alzheimer, a dieta MIND foi a que apresentou o melhor desempenho.

O estudo analisou dados de 923 pessoas entre 58 e 98 anos de idade que se ofereceram para participar do Projeto Memória e Envelhecimento (MAP – Memory and Aging Project) da Universidade Rush. O projeto analisou até que ponto a alimentação dos participantes estava de acordo com os preceitos das dietas MIND, mediterrânea e DASH e em que medida isso estava associado ao desenvolvimento de Alzheimer. Os participantes do projeto MAP eram residentes de casas de repouso e comunidades de aposentados na área de Chicago. No início do estudo, eles foram examinados pelo menos duas vezes para assegurar que não tinham doença de Alzheimer. Ao longo de quatro anos e meio de acompanhamento, foram diagnosticados 144 novos casos da doença.

Em relação à questão sobre se a alimentação dos participantes refletia ou não as dietas MIND, mediterrânea e DASH, os resultados variaram bastante, de hábitos alimentares muito parecidos com os preconizados por essas dietas a muito diferentes. Desse modo, foi possível ver como um espectro das dietas estava associado com a doença de Alzheimer. Afinal de contas, se todos os participantes do estudo tivessem pontuações muito semelhantes seria difícil saber se a dieta fez alguma diferença. Esses resultados foram divididos em três grupos, e as pontuações mais altas estavam mais alinhadas com as dietas saudáveis.

No caso da dieta MIND, a alimentação dos participantes do estudo era pontuada com base numa escala máxima de 15 pontos, um ponto para cada um dos 15 componentes da dieta. No terço superior, ou seja, que obteve a pontuação mais alta na escala MIND, a média foi de 9,6 pontos, e os resultados variaram de 8,5 a 12,5. No terço do meio, a média foi de 7,5 pontos, variando de 7 a 8 pontos. Esses dois grupos apresentaram um risco significativamente menor de desenvolver Alzheimer. O terço com pontuação mais alta reduziu esse risco em 53% e o terço médio, em 35%. No caso da dieta mediterrânea, a pontuação do terço superior teve um efeito protetor, reduzindo o risco em 54%. Do mesmo modo, foi o terço superior da dieta DASH que foi associado a uma redução significativa, embora mais baixa, de 39%.

Os pesquisadores analisaram por que a adesão rigorosa à dieta DASH não ofereceu tanta proteção quanto as duas outras dietas. Eles avaliaram um aspecto exclusivo da dieta DASH, ou seja, a recomendação específica de consumir laticínios e reduzir o sal, e disseram que talvez essas diretrizes não sejam particularmente importantes para a saúde do cérebro. O que tudo isso indica é que essas dietas, quando seguidas à risca, podem trazer benefícios, mas que a dieta MIND oferece benefícios mesmo quando é seguida moderadamente. Além disso, a dieta MIND é mais fácil de seguir em muitos aspectos. Por exemplo, ela requer menor ingestão de peixes, cereais, frutas e hortaliças, não enfatiza o consumo de laticínios e não limita a ingestão total de gordura.

É tentador imaginar se as pessoas do terço com pontuação mais elevada não tinham diferenças substanciais. Talvez fossem mais jovens, tivessem um nível mais alto de escolaridade, fizessem mais exercícios físicos ou realizassem mais atividades que estimulam o cérebro, como ler, jogar jogos, escrever cartas ou frequentar a biblioteca. Entretanto, os resultados foram controlados para todos esses fatores e, ainda assim, revelou que a dieta MIND proporciona um benefício estatisticamente significativo e clinicamente importante. A dieta MIND foi ligeiramente menos protetora nas pessoas que tinham o marcador genético para doença de Alzheimer de início tardio, o Apoe-e4 (apesar de ser um marcador, o fato de tê-lo não significa necessariamente que a demência é um acontecimento inevitável). É importante observar que a dieta MIND também conferiu proteção a esse grupo, embora um pouco menor.

Outra possível pergunta é se os resultados da dieta MIND não podiam ser atribuídos simplesmente à redução de risco de diabetes, hipertensão, AVC e infarto, que estão relacionados com maior risco de Alzheimer. Embora esses fatores certamente fossem um benefício natural de uma alimentação baseada nas dietas mediterrânea e DASH, eles também foram controlados, e a única diferença foi que a dieta MIND realmente oferecia mais proteção para as pessoas que já tinham tido infarto anteriormente. De modo geral, o efeito da dieta

MIND não dependia de outros fatores de estilo de vida saudável ou de doenças cardiovasculares.

O ponto mais forte do estudo é a sua robusta metodologia, incluindo bom delineamento, boa amostragem, boa coleta e boa análise de dados. Métodos sólidos são uma garantia de resultados válidos e críveis.

Algumas observações sobre a população estudada: em primeiro lugar, os participantes do estudo eram adultos mais velhos, portanto é difícil estender os resultados para os adultos mais novos. Porém, a pesquisa indica que quem seguiu a dieta por mais tempo obteve maior proteção contra Alzheimer, de modo que é razoável pensar que é bom começar cedo a seguir a dieta MIND. Em segundo lugar, a população do estudo era predominantemente branca, o que torna mais difícil estender esses resultados para outros grupos étnicos ou raciais. Dito isso, a dieta MIND é um padrão alimentar saudável baseado em duas dietas comprovadamente eficazes, e uma opção segura e nutritiva para a maioria das pessoas.

## Estudo 2: retardando o declínio cognitivo

A dieta MIND pode tornar mais lentos os efeitos do envelhecimento sobre o cérebro em até sete anos e meio segundo outro estudo publicado em 2015 na revista *Alzheimer's & Dementia*. Ao longo de quase cinco anos de acompanhamento, ela exerceu um grande impacto no retardo do declínio cognitivo de adultos com média de idade de 81 anos. Assim como no estudo sobre dieta e risco de doença Alzheimer, as dietas mediterrânea e DASH tiveram efeito protetor, mas a associação mais forte foi com a dieta MIND.

O estudo analisou dados de 960 residentes das mais de 40 comunidades de aposentados e casas de repouso na área de Chicago que participaram do Projeto MAP da Universidade RUSH. Essas pessoas não sofriam de demência no início do estudo e concordaram em fazer exames clínicos neurológicos anuais. No entanto, dos 960 participantes, 220 tinham comprometimento cognitivo leve (CCL). Eles ainda foram incluídos na análise principal, mas foram excluídos da análise secundária. Desse modo, foi possível constatar que a dieta MIND pode ajudar tanto as pessoas que têm sintomas leves de declínio cognitivo como aquelas que ainda não apresentam nenhum sinal ou sintoma de demência. A dieta MIND mostrou ser protetora para todo o grupo, mas mostrou ser ainda mais protetora quando os 220 participantes foram retirados da análise. Isso indica que adotar uma alimentação voltada para a saúde do cérebro antes do surgimento de sintomas confere benefícios ainda maiores.

Na dieta MIND a pontuação foi dividida em três terços e comparada com os resultados de uma bateria de 19 testes cognitivos que avaliaram cinco domínios cognitivos: memória episódica, memória operacional, memória semântica, habilidade visuoespacial e velocidade de percepção. As pessoas que ficaram no terço superior na escala da dieta MIND obtiveram pontuações mais altas em todos os cinco domínios cognitivos, mas o maior impacto da dieta foi observado nos domínios de memória episódica, memória semântica e velocidade de percepção.

Durante o estudo, 144 participantes melhoraram ou pioraram muito seus hábitos alimentares. Como seus hábitos mudaram ao longo do tempo, aconteceu o mesmo com suas pontuações na dieta MIND. Para verificar se os dados inconsistentes dessa parte do grupo tiveram um grande impacto nos resultados finais, a equipe de pesquisadores realizou uma análise depois de remover esse grupo. Eles descobriram que isso limpou os dados, e os benefícios da dieta MIND se tornaram ainda mais claros e mais fortes. As pontuações das funções cognitivas globais aumentaram bastante, assim como da maioria dos domínios cognitivos, que aumentaram em 30% a 70%, com exceção da habilidade visuoespacial que permaneceu estável.

Para assegurar que esses resultados se deviam à dieta MIND e não à proteção cardiovascular fornecida por sua base, nas dietas mediterrânea e DASH, os pesquisadores fizeram controle para hipertensão, histórico de AVC ou de infarto e diabetes tipo 2, mas os resultados não mudaram. Eles também ajustaram os resultados para levar em conta diferenças de idade, sexo, escolaridade, ingestão calórica, nível de atividade física, tabagismo, participação em atividades cognitivas e até mesmo o marcador genético ApoE-e4, que é mais comum em portadores de Alzheimer. Ainda assim, não identificaram um efeito considerável sobre os resultados benéficos da dieta MIND. Por último, mas não menos importante, os pesquisadores excluíram os fatores depressão e obesidade, mas o ajuste para esses fatores também não alterou os resultados. Isso indica que a dieta MIND pode realmente manter o cérebro mais jovem em termos cognitivos apesar de uma ampla gama de diferenças.

O estudo teve outros pontos fortes, como acompanhamento de até dez anos, avaliação anual da função cognitiva por meio de uma série de testes padronizados e instrumentos validados para avaliar a dieta e controlar fatores ambíguos como atividade física e escolaridade.

Prevenir o declínio cognitivo é mais importante do que nunca, pois essa é uma característica definidora de demência.

Retardar esse declínio pode significar retardar a demência em anos. Mesmo as pessoas que não têm fatores de risco para desenvolver doença de Alzheimer podem obter benefícios com uma perda mais lenta das funções cognitivas. Por fim, a dieta MIND oferece outros benefícios em termos de prevenção de diabetes, saúde cardíaca, nutrição e saúde em geral.

CAPÍTULO 3

# ALIMENTOS SAUDÁVEIS PARA O CÉREBRO

## Hortaliças

As hortaliças, principalmente as verduras folhosas, são enfatizadas na dieta MIND. Estudos populacionais anteriores relataram que as pessoas que conseguiam manter melhor suas habilidades cognitivas comiam mais hortaliças, especialmente verduras. As verduras folhosas fornecem folato, vitamina E, carotenoides e flavonoides, que foram associados com menor risco de demência e declínio cognitivo também em laboratório.

Para testar essa conexão, pesquisadores do Brigham and Women's Hospital e da Faculdade de Saúde Pública de Harvard, instituições localizadas em Boston, começaram a analisar as hortaliças (e frutas) como possíveis protetores da saúde cognitiva. Esses alimentos reduzem o risco de doença cardiovascular, que está associada a um maior risco de declínio cognitivo. Os pesquisadores estudaram registros alimentares de mais de uma década de 13 mil mulheres mais velhas em busca de ligações com desempenho cognitivo, declínio cognitivo e, em particular, com a memória episódica, uma vez que esse tipo de memória é um dos mais fortes prognósticos de doença de Alzheimer.

Uma porção de hortaliças por dia conferiu efeito protetor contra o declínio cognitivo, o equivalente a ficar um ano e meio mais jovem em termos cognitivos. O efeito protetor mais forte foi atribuído às verduras folhosas, como espinafre e alface--romana. Em média, as pessoas consumiram de um terço de porção a uma porção e meia de hortaliças, e as ingestões maiores conferiram mais benefícios. Uma porção de verduras frescas equivale a uma xícara, enquanto que uma porção de folhas refogadas equivale a meia xícara.

As crucíferas, como brócolis e couve-flor, também são excelentes para as funções cognitivas. O grupo que consumiu mais crucíferas, entre os cinco grupos, apresentou melhor desempenho nos testes cognitivos, principalmente em relação à memória episódica. Comparado com o grupo de menor consumo (que consumiu menos de duas colheres de sopa de hortaliças crucíferas por dia), o grupo de maior consumo (que consumiu por volta de $\frac{1}{2}$ xícara por dia) apresentou um desempenho num nível equivalente a ser quase dois anos mais jovens em termos cognitivos. Os benefícios em relação ao envelhecimento cognitivo começaram a ser observados no quarto grupo de maior ingestão (entre $\frac{1}{4}$ e $\frac{1}{2}$ xícara de hortaliças crucíferas por dia). Portanto, provavelmente você vai colher esses benefícios se fizer com que uma de suas porções diárias de hortaliças seja de crucíferas.

Os pesquisadores constataram que o folato é um importante nutriente que pode ajudar a explicar os resultados positivos das hortaliças de modo geral, bem como das verduras folhosas e crucíferas em particular. O folato foi associado com função cognitiva e demência em outros estudos populacionais. Além disso, há uma fundamentação lógica razoável para seus mecanismos de ação. Sem folato suficiente, os níveis de homocisteína podem subir excessivamente. Em estudos celulares e estudos realizados com animais, níveis elevados de homocisteína são tóxicos para os neurônios. O micronutriente folato é encontrado naturalmente em muitos alimentos integrais, como verduras folhosas (principalmente as de folhas verde-escuro), frutas cítricas, leguminosas e hortaliças em geral. Embora seja encontrado tanto nas frutas como nas hortaliças, de modo geral as hortaliças são mais ricas nesse importante nutriente.

A dieta MIND inclui uma porção diária de qualquer hortaliça, mais uma porção quase diária de verduras folhosas semanais (seis porções por semana). Para simplificar, adquira o hábito de comer salada de folhas todos os dias.

Algumas das hortaliças mais consumidas nos Estados Unidos são batatas (grande parte na forma de batata frita ou *chips*), alface, cebola, tomate (grande parte como molho de macarrão), cenoura, milho, vagem, pimentão e brócolis. Essas hortaliças são excelentes, mas existem muitas outras.

Em geral, por uma questão de qualidade e segurança, compre hortaliças intactas, sem machucados, partes moles ou outros tipos de danos. Ao comprar hortaliças previamente cortadas, veja se elas estão sendo mantidas num balcão refrigerado; se o balcão não for refrigerado ela deverá estar cercada de gelo. Hortaliças frescas devem ser mantidas separadas de carne, aves e peixes crus no carrinho e no caixa do supermercado e em casa. Para quem gosta de comodidade, existem pacotes prontos de saladas já higienizadas, prontas para o consumo. Entretanto, adicionar uma etapa de manuseio significa mais uma oportunidade de introduzir riscos à segurança dos alimentos e, em geral, custa caro, portanto só compre de produtores nos quais você confia. Hortaliças congeladas são outra opção saudável e nutritiva e são encontradas o ano todo.

## Verduras encontradas o ano todo

A melhor época do ano para as verduras folhosas é a primavera, mas elas também são encontradas em outras estações e, algumas, o ano todo. Lave todas as folhas antes de consumir, a menos que tenha comprado verduras já higienizadas.

**Acelga-chinesa (*bok choy*)** – Verdura delicada que deve ser cozida rapidamente no vapor ou refogada (principalmente a acelga-chinesa *baby*, de sabor mais suave que sua versão adulta), a acelga-chinesa é cultivada na China há mais de seis mil anos. Ela também pode ser consumida crua. Conhecida também como couve-chinesa é uma excelente fonte de vitaminas A e C e uma boa fonte de folato. Escolha talos firmes e folhas viçosas, sem manchas escuras ou murchas. Guarde na geladeira por até uma semana, sem higienizar, em um saco plástico.

**Acelga-suíça (*Swiss chard*)** – As folhas são parecidas com as da couve, e o talo, com o do salsão. Os talos podem ser verdes, vermelhos ou uma mistura de vermelho, roxo, laranja e amarelo. Uma hortaliça substanciosa, a acelga-suíça, também conhecida no Brasil como acelga-arco-íris, pode ser adicionada a sopas, ovos mexidos e quiches, cozida no vapor ou refogada. Com todas as variedades, sempre é época de algum tipo de acelga-suíça. É uma excelente fonte de vitaminas A, C, além de magnésio. Escolha folhas viçosas e evite as folhas descoloridas ou amareladas. Guardada em saco plástico na geladeira, sem lavar, mantém a textura crocante por dois ou três dias.

**Amaranto** – Não deve ser confundida com o cereal de mesmo nome, pois se refere às folhas do amaranto, e não às sementes (grãos). O amaranto, conhecido também como espinafre chinês, é uma verdura bonita com nervuras avermelhadas e sabor entre o espinafre e o repolho. Seus talos podem ser preparados como o aspargo, e as folhas, como o espinafre. Escolha maços crocantes sem marcas de insetos. Acondicionado em saco plástico, conserva-se na geladeira por até uma semana. O amaranto é rico em vitaminas A, C e K, contém cálcio e pode ser usado em saladas e sopas.

**Dente-de-leão** – Tecnicamente, o dente-de-leão é uma erva daninha, mas o valor está nos olhos de quem vê. As folhas estão repletas de vitaminas A, C e K, fibras, cálcio, manganês, ferro e vitaminas $B_1$, $B_2$ e $B_6$. As folhas pequenas e denteadas têm um sabor amargo e picante, parecido com o da rúcula. Elas podem ser consumidas cruas em saladas, temperadas com um bom molho de azeite, limão e ervas. As folhas de dente-de-leão também ficam ótimas em sopas e saladas quentes de grãos ou simplesmente refogadas.

**Repolho** – Superalimento barato, rico em vitamina C e com pouca caloria, o repolho verde se mantém fresco por até uma semana na geladeira. A vitamina C é destruída com o cozimento, portanto a salada de repolho cru contém mais nutrientes. Escolha um repolho compacto e pesado.

## Verduras do outono

**Alface lisa** – consultar a p. 58, abaixo.
**Chicória ou endívia-frisada** – consultar a p. 60.
**Espinafre-d'água** – consultar a p. 60.

## Verduras do inverno

**Couve kale** – Membro da família do repolho, a couve kale é uma excelente fonte de vitaminas A e C, além de fornecer cálcio e potássio. Existem diversas variedades de couve kale, da couve-crespa comum a couve-lacinato, conhecida também como couve-toscana e couve-dinossauro, mais lisa (porém ainda rugosa) e mais escura. Pode ser armazenada em saco plástico na parte mais fria da geladeira (na prateleira inferior, no fundo) por até cinco dias. Apesar de ser uma hortaliça de inverno, graças à sua popularidade é encontrada o ano todo em muitos supermercados.

## Verduras da primavera

**Agrião** – Verdura de folhas pequenas que pode ser acrescentada a saladas e pratos cozidos (mas não como principal verdura), o agrião pertence à família da mostarda e confere um toque picante a qualquer prato. É uma excelente fonte de fibras, vitaminas A e C e uma boa fonte de cálcio. As folhas de agrião devem ser verdes e os talos não devem ser amarelados nem limosos. Pode ser conservado por até cinco dias na geladeira dentro de um saco plástico, sem os talos, lavado e seco com papel-toalha.

**Alface lisa** – Esta alface de sabor suave e até mesmo levemente adocicado é uma excelente fonte de vitamina A e também uma boa fonte de vitamina C e folato. Escolha pés com folhas viçosas, e não murchas. Mantenha as folhas de alface na geladeira, lavadas e secas, dentro de um saco plástico; assim elas duram até cinco dias. A alface lisa também é vendida como "alface viva", com as raízes ainda presas à terra para preservar seu frescor. Nesse caso, deixe para remover as raízes e lavar as folhas somente antes de usar.

**Alface roxa** – Assim como a alface-romana, a alface roxa é predominantemente verde com as pontas roxas. Mais consumida crua em saladas, é rica em vitaminas A e K e uma boa fonte de manganês. Lave as folhas, seque-as com papel-toalha e guarde-as em saco plástico na geladeira por até uma semana.

**Azedinha** – Muito comum nos pratos da culinária russa e do leste europeu, a azedinha é usada para incrementar sopas e molhos e também em saladas verdes (mas tem gosto muito forte para ser a principal verdura folhosa da salada). Seu sabor ácido é mais suave na primavera e mais acentuado no final do outono. Escolha folhas verdinhas com aroma refrescante e evite folhas marrons ou murchas. O ideal é que seja consumida imediatamente, mas pode ser conservada na geladeira, sem lavar, por até três dias em saco plástico. A azedinha é rica em vitaminas A e C e fornece também magnésio e manganês.

**Couve-manteiga** – Membro da família do repolho, a couve-manteiga forma um buquê frouxo e pode ser refogada rapidamente, mas também usada em métodos de cozimento lento, como ensopado. Essa hortaliça é uma excelente fonte de vitaminas A e C e de folato, além de uma boa fonte de cálcio e fibras. Escolha folhas verde-escuro, sem partes amareladas. Embalada em saco plástico, dura até cinco dias na geladeira.

**Espinafre** – Bastante versátil, o espinafre faz jus à sua fama de hortaliça saudável. É uma excelente fonte de fibras, vitaminas A e C, ferro, folato e magnésio. Popular nos Estados Unidos desde o início do século XIX, é consumida crua em saladas ou refogada e servida como acompanhamento. Escolha folhas frescas e crocantes sem marcas de insetos. O espinafre pode ser mantido na geladeira por até cinco dias, embrulhado frouxamente em papel-toalha úmido e dentro de um saco plástico.

## Verduras do verão

**Alface lisa** – consultar a p. 58.

**Chicória ou endívia-frisada** – parente próxima do dente-de-leão, as folhas da endívia-frisada também têm um toque picante e sabor intenso o bastante para ser temperada com um bom vinagrete. Pode ser substituída por dente-de-leão ou rúcula nas receitas. É rica em fibras e fornece vitamina C, cálcio, ferro, fósforo e potássio. Escolha folhas bem verdes e crocantes e evite folhas murchas ou escurecidas. Essa hortaliça pode ser conservada por até uma semana na geladeira.

**Espinafre-d'água** – Uma hortaliça que ama as regiões tropicais e subtropicais, o espinafre-d'água tem esse nome por ser uma planta aquática. É popular no sudeste asiático, onde é usada comumente em refogados. Parecida com um espinafre de folhas menores e mais chatas, é encontrada normalmente nos mercados asiáticos. É uma excelente fonte de vitaminas A e C e uma boa fonte de cálcio. Escolha folhas verdes e úmidas e fique longe de folhas escuras, secas ou machucadas. Os talos devem ser verdes e crocantes. O espinafre d'água pode ser mantido na geladeira por um ou dois dias envolto em papel-toalha úmido e dentro de um recipiente hermético.

# Hortaliças encontradas o ano todo – além das verduras folhosas

**Aipo-rábano** – Conhecido também como salsão de raiz e raiz de aipo, o aipo-rábano é áspero e nodoso, tem uma superfície irregular e a casca manchada de marrom e branco. Descasque e exponha a polpa branca e cremosa que pode ser picada e usada como batata – frita, assada ou batida como sopa. Esta hortaliça também pode ser consumida na forma de purê ou crua, finamente fatiada ou ralada, em saladas. Guarde na geladeira por uma semana ou mais. O aipo-rábano é rico em vitamina C e K e uma boa fonte de fibras e potássio.

**Alho-poró** – Parente da cebola, o alho-poró tem um sabor mais suave e mais adocicado. Parece uma cebolinha grande com bulbo branco e folhas em cima. O alho-poró é rico em vitamina A e uma boa fonte de folato e vitamina C. Guarde, sem lavar, num saco plástico por até duas semanas. Corte o talo em rodelas finas e acrescente a pratos salgados e use a folhagem para guarnecer.

**Batata** – Rica em vitamina C e potássio, escolha batatas lavadas, firmes, lisas, secas e de tamanho uniforme. A batata pode ser armazenada por três a cinco semanas em local fresco, escuro e muito arejado. A batata *russet*, com alto teor de amido ou farinhentas,[*] é melhor para fazer purê, e as batatas *yukon gold*, vermelha, branca e *fingerling*, com baixo teor de amido ou cerosas,[**] ficam melhores assadas. A batata roxa é excelente para cozinhar no vapor ou assar.

---

[*] No Brasil, as principais variedades de batata farinhenta são: Bintje, Caesar, Catucha, Cota e Markies. (N.P.)

[**] No Brasil, as principais variedades de batata cerosa são: Cupido, Elisa e Macaca. (N.P.)

**Berinjela comprida** – Roxa e no formato de uma abobrinha pequena, essa berinjela é mais doce e mais tenra que a berinjela comum. Pode ser cozida com a casca e sem adição de sal, para que se possa tirar proveito dos polifenóis presentes na casca. Escolha berinjelas pesadas para o seu tamanho e com casca brilhante. Mantenha na geladeira e use em uma semana.

**Brócolis romanesco** – Resultado do cruzamento entre brócolis e couve-flor, esta hortaliça parece uma couve-flor verde. A cabeça deve ser firme e compacta, sem pontos escuros ou folhas murchas. É rico em vitamina C e também fornece folato e fibras. Guarde na geladeira por até cinco dias. Coma cru, cozido, assado ou refogado.

**Cebola** – De sabor intenso, a cebola é uma heroína anônima de pratos deliciosos. É rica em vitamina C e uma boa fonte de fibras. A cebola deve ser guardada como a batata, em local fresco, escuro e bem ventilado, por até quatro semanas. Cortada, pode ser guardada na geladeira para ser usada em dois ou três dias.

**Cebola-pérola** – Do tamanho de uma bola de gude grande e geralmente consumida inteira, nos outros aspectos ela é como a cebola comum. Existem variedades branca, amarela e roxa. A cebola-pérola e rica em vitamina C. Escolha cebolas secas ainda com a casca.

**Cenoura** – Pode ser laranja, roxa, branca, vermelha ou amarela. Escolha cenouras lisas, firmes e crocantes de cor viva e folhagem fresca. Evite cenouras moles, murchas ou rachadas. A cenoura é rica em vitaminas A e C.

**Cogumelo** – Rico em *umami*, o quinto sabor do paladar humano, o cogumelo é uma alternativa nutritiva e saborosa à carne. Contém poucas calorias, é uma boa fonte de vitaminas do complexo B e um pouco de vitamina D. Escolha cogumelos firmes, sem pontos escuros nem viscosos.

**Ervilha-torta** – Vagem chata e brilhante contendo pequenas ervilhas, a ervilha-torta pode ser mantida na geladeira, num saco plástico perfurado, sem lavar, por até uma semana. Tem um sabor suave e levemente adocicado e pode ser consumida crua, refogada ou em saladas ou pratos de massa.

**Mandioca** – Marrom por fora e branca por dentro, a mandioca, rica em vitamina C, pode ser usada em sopas no lugar da batata. Guarde em local fresco, escuro e muito arejado por até uma semana, ou descasque, envolva em filme plástico e guarde no *freezer* por vários meses.

**Pastinaca (ou mandioquinha)** – De cor branca-amarelada e no formato de uma cenoura grande, a pastinaca, também conhecida como chirívia, deve ser firme e seca, sem pontos moles. Prefira as menores, pois são mais saborosas e mais tenras. A pastinaca é uma boa fonte de vitamina C, folato e fibras. Seu açúcar se desenvolve com o clima frio, portanto, embora seja encontrada o ano todo, experimente essa hortaliça no final do outono, após a geada. Guarde na gaveta de verduras e legumes da geladeira por duas a três semanas.

**Pimentão** – Seja vermelho, amarelo ou verde, o pimentão deve ser pesado para o seu tamanho e de cor bem viva. Ele pode ser armazenado na geladeira num saco plástico por até cinco dias. Com poucas calorias e alto teor de água e vitamina C, o pimentão é perfeito para ser servido como petisco com outros vegetais crus variados ou levemente refogado.

**Salsão** – Uma hortaliça subestimada, o salsão, ou aipo, é crocante e contém vitaminas A e C. Procure talos rígidos e retos com folhas frescas. Guarde na geladeira por uma semana ou mais. Experimente talos de salsão com mostarda francesa como petisco.

**Tomate-cereja** – Mantenha em temperatura ambiente, longe da luz solar direta e consuma em até uma semana depois de maduro; o tomate-cereja é mais saboroso não refrigerado. Rico em vitaminas A e C, ele também fornece vitamina K e potássio. Versátil, pode ser usado em molhos de macarrão, sopas e saladas ou degustado cru como petisco.

## Hortaliças do outono

**Abóbora batã** – Com poupa cor de laranja bem vivo como a moranga, a abóbora batã, ou abóbora-manteiga, pode ser usada em qualquer receita que pede moranga. Guarde em local fresco e escuro por até um mês. É uma excelente fonte de vitaminas A e C e uma boa fonte de fibras, potássio e magnésio.

**Abóbora *buttercup*\*** – Uma abóbora cor de laranja doce e cremosa, sua casca é verde-escuro. Escolha uma que seja pesada para o seu tamanho e tenha cor uniforme. Armazenada em local fresco e seco, dura até três meses.

**Abóbora *delicata*** – Tem um formato alongado, casca amarelo-claro com estrias verdes depois de madura e verde-claro quando ainda está verde. É rica em vitamina A. Escolha uma abóbora que seja pesada para o seu tamanho. Ela mantém seu formato depois de cozida e, portanto, é perfeita para ser recheada com grãos integrais, ave magra, verduras e legumes.

---

\* Por não ser comum no mercado brasileiro, a abóbora *buttercup* pode ser substituída pela abóbora-japonesa ou por outras variedades de casca grossa. (N.P.)

**Abóbora-bolota (abóbora *acorn*)\*** – Tem a forma de uma bola e seu sabor é levemente amendoado. A casca deve ser opaca, sem pontos moles nem rachaduras. Assim como outros tipos de abóbora, escolha uma que seja pesada para o seu tamanho. Pode ser mantida por até três meses em local fresco e seco, longe de temperaturas extremas e da luz do sol. É uma boa fonte de vitamina C e ½ xícara tem somente 30 calorias.

**Abóbora-moranga** – Nativa da América do Norte, a abóbora-moranga, ou simplesmente moranga, não serve só de decoração para o Halloween. É uma excelente fonte de vitamina A e uma boa fonte de vitamina C. Escolha uma que seja pesada para o seu tamanho e guarde em local fresco e escuro por até dois meses. Coloque na salada, faça um purê ou use em batidas e vitaminas ou no preparo de *muffins* e pães.

**Alcachofra-de-jerusalém** – Conhecida também como alcachofra-girassol, tupinambo ou girassol-batateiro, não se parece nada com uma alcachofra e é parente do girassol. Trata-se de um tubérculo amiláceo como a batata e o nabo. Escolha alcachofras-de-jerusalém firmes e com a casca relativamente lisa. Embalada em saco plástico, pode ser conservada por até uma semana na geladeira. É uma boa fonte de ferro. Assada, a casca começa a se soltar e a polpa fica tenra. Seu sabor é levemente doce e amendoado.

**Alho** – Estes pequenos bulbos brancos tem um sabor intenso e seus compostos sulfurados estão sendo estudados em relação a vários benefícios para a saúde. Guarde as cabeças de

---

\* Por não ser muito comum no mercado brasileiro, a abóbora-bolota pode ser substituída pela abóbora-japonesa ou por outras variedades de casca grossa. (N.P.)

alho em local fresco e escuro, fora da geladeira, por várias semanas. Experimente cortar o topo de uma cabeça inteira de alho e assá-la, regada com azeite e envolta em papel-alumínio, até os dentes ficarem macios, com sabor suave e consistência de patê.

**Batata-doce** – Uma hortaliça verdadeiramente incompreendida, na verdade a batata-doce não é parente da batata, e às vezes é chamada equivocadamente de inhame. Rica em vitaminas A e C e boa fonte de potássio, pode ser armazenada em local fresco e escuro por três a cinco semanas. Assada ou cozida, a bata-doce pode ser consumida em saladas, como purê, na massa de panqueca ou pura.

**Brócolis** – supernutritivo, o brócolis é rico em vitamina C e folato e uma boa fonte de fibras e potássio. A cabeça deve ser compacta e os buquês devem ser verde-azulado. Guarde na geladeira e use dentro de três a cinco dias.

**Cardo-do-coalho (*Cynara cardunculus*)\*** – Com um sabor misto de alcachofra e salsão, parece um salsão gigante. Uma boa fonte de potássio, magnésio e folato, o cardo-do-coalho pode ser consumido cozido ou cru em saladas.

**Chuchu** – Use em qualquer prato em que a abobrinha for uma boa pedida.

**Couve-de-bruxelas** – parece um repolho em miniatura, hortaliça da qual é parente. Essa pequena hortaliça crucífera tem poucas calorias e alto teor de vitamina C, folato, fibras e muito mais. Escolha couves-de-bruxelas firmes, compactas, bem verdinhas e, se possível, com o talo. Assadas com azeite de oliva, vinagre, sal e pimenta-do-reino, é

---

\* Essa variedade nasce espontaneamente em Portugal e em outras zonas mediterrânicas bem como no norte da África e na Argentina. (N.P.)

um delicioso acompanhamento. Essa hortaliça dura até uma semana na geladeira.

**Couve-flor** – Rica em vitamina C e boa fonte de folato, a couve-flor deve ter buquês compactos e folhas verdes firmemente presas ao talo. Rejeite aquelas com manchas amarronzadas ou buquês frouxos. Mantenha na geladeira dentro de um saco plástico por até cinco dias. Saboreie a couve-flor assada ou experimente "purê de batatas" ou "arroz" de couve-flor.

**Escorcioneira ou cercefi-negra** – Também conhecida como "planta-ostra", porque seu sabor lembra o da ostra. As folhas podem ser consumidas como salada. A longa raiz deve ter casca preta e polpa branca. Escolha raízes lisas e firmes. Corte a extremidade da escorcioneira, descasque-a, regue-a com um pouquinho de suco de limão para não escurecer, pique-a em cubos e use em sopas ou cozinhe em água e faça um purê. Não cozinhe demais, pois ela poderá ficar mole e fibrosa.

**Gengibre** – Uma raiz de sabor acentuado, o gengibre é simplesmente espantoso. Seu sabor e aroma intensos enriquecem qualquer prato. Escolha raízes firmes com pele lisa e aroma picante. Uma boa fonte de vitamina C, magnésio e potássio e rico em polifenóis, o gengibre, descascado e picado, pode ser adicionado a refogados, molho de macarrão, vitaminas e até mesmo hambúrgueres de peru.

**Nabo** – Embora existam nabos de todos os formatos e cores, a variedade mais comumente encontrada é a branca e roxa. Compre nabos pesados e saiba que os menores são mais doces. Rico em vitamina C, pode ser consumido cru ou cozido. O nabo pode ser mantido na geladeira por alguns dias, mas depois disso ele fica amargo.

**Nabo-japonês** – Fino, comprido e branco, o nabo-japonês, ou daikon, deve ser brilhante, firme e liso. Tem poucas calorias e é uma boa fonte de vitamina C. Guarde na geladeira, dentro de um saco plástico, por até três dias. Com leve sabor picante, pode ser usado em qualquer receita que pedir rabanete.

**Palmito** – O "miolo" da palmeira, o palmito é ao mesmo tempo tenro e firme e tem um leve sabor adocicado. Existem palmitos frescos no mercado, mas em geral ele é vendido em conserva. O palmito fica muito bom em saladas ou batido em sopas e molhos. Se for fresco, coloque imediatamente na geladeira, num recipiente hermeticamente fechado, onde pode ser mantido por até duas semanas. O palmito em conserva deve ser mantido longe da luz direta do sol e, depois de aberto, dura cerca de uma semana. O palmito é rico em potássio, vitamina C, ferro, cobre, zinco e vitaminas do complexo B.

**Vagem-de-metro** – Chamada também de feijão-de-metro, feijão-chicote e feijão-aspargo, pode atingir até 90 cm de comprimento, tem sabor parecido com o da vagem comum e pode ser preparada da mesma maneira. Porém, é mais flexível (menos crocante). Guarde na geladeira em um saco plástico por até cinco dias. É rica em ferro, fibras, folato, potássio e zinco e também fonte de cálcio.

## Hortaliças do inverno

**Abóbora *buttercup*** – consultar a p. 64.
**Abóbora *delicata*** – consultar a p. 64.
**Batata-doce** – consultar a p. 66.
**Cardo-do-coalho** – consultar a p. 66.
**Couve-de-bruxelas** – consultar a p. 66.
**Nabo** – consultar a p. 67.

# Hortaliças da primavera

**Alcachofra** – Escolha alcachofras carnudas, pesadas e bem fechadas. É uma boa fonte de vitamina C, fibras, folato e magnésio. Guarde-as na geladeira por até uma semana e mantenha-as secas. Não jogue fora o talo, onde fica o delicioso e tenro coração.

**Aspargo** – Encontrado nas cores verde, roxa e branca, a variedade verde em geral é a mais tenra. Quanto mais fino o talo, mais suave o sabor. Escolha talos firmes com pontas fechadas e compactas e fique longe dos talos moles ou murchos. Envolva as pontas dos aspargos com papel-toalha úmido e guarde-os na geladeira por até quatro dias dentro de um saco plástico. Cortados em pedaços diagonais de mais ou menos 2,5 cm, levemente refogados, embelezam e enriquecem as saladas quentes de grãos.

**Brotos de samambaia** – Brotos da *Matteuccia struthiopteris*, uma espécie de samambaia. Seu nome em inglês, *fiddlehead ferns*, significa literalmente "cabeça de violino", por lembrar a ponta espiralada desse instrumento. A estação dessa hortaliça é curta, mas vale a pena ficar atento a ela. Escolha espirais firmes, de cor intensa e bem fechadas, com apenas 2,5 ou 5 cm desenrolados. Os brotos devem ser consumidos o mais rápido possível, mas podem ser mantidos na geladeira por até três dias, desde que sejam embalados para não secar. Os brotos podem ser preparados como o aspargo. Os métodos simples realçam seu sabor.

**Cebola-doce** – Hortaliça oficial do estado da Georgia, nos Estados Unidos, a cebola-doce, ou vidalia é ao mesmo tempo doce e salgada. Seu sabor adocicado se deve ao teor mais baixo de enxofre do solo da Georgia, onde é cultivada. Pode ser consumida crua em saladas, assada, grelhada ou caramelizada. Assim como outros tipos de cebola, é uma boa fonte de vitamina C.

**Chuchu** – consultar a p. 66.

**Cogumelo morel (*Morchella conica*)** – Um queridinho da primavera, o chapéu do cogumelo morel parece uma colmeia. Seu aroma deve ser fresco e terroso. Evite os cogumelos com pontos moles, machucados ou de caule viscoso. Guarde-os na geladeira por até três dias, sem lavar, em um saco de papel. É uma excelente fonte de vitamina D.

**Erva-doce** – Chamada também de funcho, a erva-doce tem um suave aroma e sabor de anis. Sua folhagem pode usada como erva, e os firmes bulbos brancos podem ser fatiados e colocados em salada, refogados ou assados com azeite de oliva extravirgem. Mantenha na geladeira e use em cinco dias. A erva-doce é uma boa fonte de vitamina C, potássio e fibras.

**Ervilha** – Pode ser consumida crua ou cozida. As ervilhas devem ser verdinhas, firmes e de tamanho médio. Podem ser mantidas na geladeira num saco plástico perfurado por três a cinco dias. Debulhe-as na hora de usar. As ervilhas são uma boa fonte de vitamina A, folato e fibras.

**Vagem** – Pode ser consumida crua ou cozida. Escolha vagens verdinhas e firmes, que se quebram facilmente quando envergadas. Conserve na geladeira e use em uma semana. Essa hortaliça é uma boa fonte de vitamina C e fibras.

### Hortaliças do verão

**Abobrinha-libanesa** – tipo de abobrinha de verão, deve ser firme, com casca brilhante e ligeiramente áspera, sem cortes nem machucados. Embalada em saco plástico, pode ser mantida na geladeira por quatro ou cinco dias. A abobrinha-libanesa é rica em vitamina C e cozinha rapidamente, o que a torna ideal para um refogado, recheio de omelete, ensopados e molhos ou simplesmente grelhada. **Alho** – consultar a p. 65.

**Batata *yucon gold*** – Cruzamento entre a batata branca da América do Norte e uma batata amarela silvestre da América do Sul, a *yukon* é rica em vitamina C e uma boa fonte de potássio. Guarde as batatas em local fresco, escuro e muito arejado e use-as no prazo de três a cinco semanas. Essa batata possui baixo teor de amido e textura firme, por isso é ótima para assados, sopas, ensopados e gratinados, pois mantém o seu formado.

**Berinjela** – Escolha berinjelas que sejam pesadas para o seu tamanho, sem descoloração. Elas podem ser guardadas na gaveta de verduras e legumes da geladeira por cinco a sete dias. Graças à sua textura macia e carnuda, é uma hortaliça muito apreciada pelos vegetarianos. A berinjela absorve sabor como uma esponja.

**Beterraba** – Não há nada melhor. Escolha beterrabas de casca lisa e saiba que quanto menor for a beterraba, mais macia ela será. Uma excelente fonte de folato e polifenóis, a beterraba tem um sabor doce e terroso. Ela pode ser cozida na água ou assada, e suas folhas podem ser consumidas cruas ou levemente refogadas. Conserve-as na geladeira em saco plástico por até três semanas.

**Chalota** – Parente da cebola, porém mais delicada, mais doce e mais suave, a chalota deve ser firme, pesada e com casca seca. Pode ser armazenada em local fresco, escuro e muito arejado por até quatro semanas. Depois de cortada, a chalota deve ser mantida na geladeira, em recipiente hermético, e usada em dois ou três dias. É uma boa fonte de vitaminas A e C.

**Ervilha** – consultar a p. 70.

**Ervilha-torta** – Consuma o mais rápido possível, enquanto estão crocantes e doces, pois essas características diminuem com o tempo de armazenamento. Elas podem ser mantidas na gaveta da geladeira em um saco plástico perfurado por até dois dias. Essa hortaliça é rica em vitamina C e uma boa fonte de vitamina K. Basta puxar o fio da lateral da vagem e comer como aperitivo.

**Milho-verde** – Nada melhor que um milho doce e fresquinho. Escolha espigas com a palha bem verdinha, cabelinho (barba) fresco e fileiras bem juntas de grãos. Guarde na geladeira com a palha e use assim que possível, em um ou dois dias. Uma maneira fácil de preparar o milho é cozinhá-lo no vapor ou na água até que ele exale seu aroma característico. O milho é uma boa fonte de vitamina C.

**Palmito** – consultar a p. 68.

**Pepino** – Crocante e ligeiramente doce, o pepino deve ser firme, com formato uniforme e de cor verde-escura. Escolha pepinos pesados para o seu tamanho e guarde-os na geladeira, em saco plástico, por até uma semana. O pepino é uma boa fonte de vitamina C, contém alto teor de água e agentes refrescantes naturais. Coma cru como petisco, em saladas e sanduíches. Ou retire as sementes com uma colher, encha com *homus* e sirva como entrada.

**Pepino-armênio** – Verde-claro e com 30 a 38 cm de comprimento, na verdade é um melão com leve gosto de pepino. Não é preciso descascá-lo nem retirar suas sementes. O pepino-armênio pode ser usado cru em bebidas, saladas ou tira-gosto, ou cozido como a abobrinha. Uma boa fonte de água e vitamina C, eles se mantêm crocantes por alguns dias na gaveta de verduras e legumes da geladeira.

**Quiabo** – Babento quando cozido, o quiabo é muito saboroso combinado com tomate em ensopados. Escolha quiabos firmes e bem verdinhos e conserve na geladeira por até três dias. Essa hortaliça é uma excelente fonte de vitamina C e uma boa fonte de folato e fibras.

**Rabanete** – Crocante e "ardido", o rabanete é rico em vitamina C e dá um toque especial a qualquer salada ou prato salgado. A folhagem deve ser verde e com aspecto de fresca, e o rabanete deve ser liso e brilhante. Embalado em saco plástico, pode ser mantido na geladeira por uma semana.

**Tomate** – Escolha tomates firmes e brilhantes e guarde-os longe da luz solar direta. Depois de maduros, eles devem ser consumidos em uma semana. O tomate é mais saboroso em temperatura ambiente. É rico em vitaminas A e C, além de licopeno e potássio.

**Tomatillo** – Também chamado de tomate verde e tomate mexicano de casca, o *tomatillo* é envolto por uma película com textura de papel ou palha. Escolha *tomatillos* secos, firmes e com a película bem aderida à polpa. Eles podem ser mantidos na gaveta da geladeira por duas ou três semanas. Excelente fonte de vitamina C, uma das maneiras mais fáceis e gostosas de prepará-los é em molhos. Retire a película e bata no processador com cebola, pimenta-do-reino, coentro e uma pitada de sal.

**Tomatinho** – consultar tomate-cereja na p. 64.

**Vagem** – consultar a p. 70.

**Vagem-de-metro** – consultar a p. 68.

**Vagem-holandesa** – A vagem-holandesa, ou vagem-francesa, é parecida com a vagem-macarrão, porém mais fina.

As vagens devem ser bem verdinhas e crocantes. Guarde-as na geladeira em um saco plástico por uma a duas semanas. São uma excelente fonte de vitaminas do complexo B, folato, magnésio e potássio. Experimente vagens branqueadas em saladas, servidas com atum ou em um refogado asiático.

## Cereais integrais

Os cereais integrais são uma parte importante das dietas MIND, mediterrânea e DASH. Cereais integrais são uma espécie de semente. Para ser considerado integral, um grão tem de conter todas as partes essenciais e nutrientes naturais de toda a semente ou grão, inclusive o germe, o endosperma carnoso e o farelo (casca). Os cereais integrais são uma excelente fonte de vitamina E, que protege o cérebro.

Novas evidências indicam que há milhões de anos os cereais integrais desempenham um papel importante na saúde do cérebro. Pesquisadores na Europa e na Austrália estudaram o papel da alimentação com os primeiros seres humanos e observaram que os carboidratos de cereais integrais, raízes e vegetais ricos em amido eram necessários para atender à demanda metabólica cada vez maior de um cérebro em desenvolvimento. Embora muitas pessoas associem os homens primitivos a uma alimentação carnívora, na verdade foram os amidos cozidos que ajudaram a acelerar o aumento do tamanho do cérebro na era do Pleistoceno Médio.

Atualmente, os cereais integrais estão sendo estudados quanto aos seus benefícios relacionados com doenças cardiovasculares, diabetes, cânceres e saúde cognitiva, entre outros. De acordo com o Whole Grains Council [Conselho de Grãos

Integrais],* "graças aos fitoquímicos e antioxidantes, as pessoas que comem três porções diárias de cereais integrais reduzem o risco de desenvolver doença cardiovascular (25 a 36%), AVC (37%), diabetes tipo 2 (21 a 27%), cânceres do sistema digestivo (21 a 43%) e cânceres de origem hormonal (10 a 40%)".

Os benefícios em termos cognitivos da ingestão de cereais integrais podem ser observados desde cedo. Num estudo realizado em 2015, os alunos de uma escola de ensino fundamental obtiveram pontuação mais elevada em todas as áreas testadas depois de tomarem o café da manhã. As crianças que comiam mais cereais integrais tinham pontuações significativamente mais elevadas nos quesitos de compreensão de texto, fluência verbal e matemática. Os cereais integrais também têm um efeito neuroprotetor na vida adulta.

Um estudo com a participação de mais de 2 mil idosos suecos indica que as dietas neuroprotetoras devem incluir cereais integrais, hortaliças, oleaginosas, leguminosas e peixe, enquanto as dietas prejudiciais incluíam cereais refinados, alimentos processados, carne vermelha e açúcar. Outro estudo descobriu que a proteção anti-inflamatória dos cereais integrais retardou o declínio cognitivo de mais de 5 mil adultos de meia-idade. Não admira que os níveis mais altos de inflamação tenham sido associados com as dietas ricas em carne vermelha e frituras e pobre em cereais integrais. Conclusão: as dietas mais ricas em cereais integrais retardam o declínio cognitivo.

Preparar cereais é uma proposta simples e a principal desvantagem é o tempo que se consome para prepará-los. Um pouco de planejamento pode resolver essa questão. No entanto,

---

\* Organização sem fins lucrativos que criou três tipos de selos para identificar os produtos feitos com cereais integrais. (N.T.)

quando precisar de cereais integrais com certa urgência, você poderá encontrá-los pré-cozidos e congelados em mercados de produtos de alta qualidade que podem ser preparados em 10 minutos contendo pouca ou quase nenhuma perda nutricional. Dos grãos milenares aos modernos de cozimento rápido, os cereais integrais têm muito a oferecer.

**Amaranto** – Pequeno pseudocereal milenar, o amaranto não contém glúten e é mais rico em proteínas que a maior parte dos outros cereais (14%), além de conter lisina, um aminoácido que geralmente não é encontrado nos cereais. Seu sabor é amendoado e picante e sua textura é levemente crocante mesmo quando cozido, o que o torna ideal para ser usado em saladas e produtos de panificação. Em geral é vendido na forma de grão integral. Prepare na proporção de 6 xícaras de água para 1 xícara de amaranto seco, depois escorra. Uma porção de ½ xícara de amaranto cozido é uma boa fonte de ferro e magnésio.

**Arroz** – O arroz integral geralmente é marrom, mas também pode ser negro, roxo ou vermelho, e seus grãos podem ser curtos, médios ou longos. Nos Estados Unidos, os estados considerados maiores produtores de arroz são Arkansas, Califórnia, Louisiana, Mississippi, Missouri e Texas, regiões de clima quente e úmido e, portanto, ideal para o cultivo desse cereal. As panelas de arroz elétricas são extremamente práticas. Basta medir o arroz, colocar a água e pressionar o botão. Prepare uma quantidade maior de arroz integral para consumir durante alguns dias. O arroz é naturalmente sem glúten.

**Arroz selvagem** – em termos técnicos, não é arroz; é nativo das Américas, e era cultivado originalmente na região dos

Grandes Lagos. Hoje, a maior parte do arroz selvagem ainda é colhida pelos indígenas na área de Minnesota, embora também seja cultivado em menor escala na Califórnia e em outras regiões do centro-oeste americano. O arroz selvagem tem um delicioso e acentuado sabor amendoado, textura firme e o dobro de proteínas e fibras do arroz integral (apesar de ter menos ferro e cálcio). O arroz selvagem sempre é vendido como cereal integral e é uma boa fonte de fibras, folato, magnésio, zinco, vitamina $B_6$ e niacina. Fica muito bom em cogumelos recheados, saladas e sopas, além de poder ser estourado como pipoca.

**Aveia** – A aveia dispensa apresentação, pois quase todo mundo já tomou mingau de aveia no café da manhã algum dia na vida. Embora a aveia seja processada de várias maneiras, seu farelo e o germe geralmente não são removidos. Portanto, todas as aveias comercializadas são integrais. A maior parte é vaporizada, prensada e transformada em flocos para cozinhar rapidamente, também conhecida por "aveia em flocos" ou "aveia instantânea". Se preferir um sabor mais amendoado e uma consistência mais firme, experimente a aveia em grãos. Nesse caso, o grão de aveia é cortado em pedaços menores para uma cocção mais rápida (mas não instantânea) que leva em média 20 minutos. A aveia em grãos é uma experiência totalmente diferente, em comparação com a aveia em flocos.

A aveia contém uma fibra solúvel chamada betaglicana que ajuda a baixar os níveis de colesterol. Contém também antioxidantes, que ajudam a proteger os vasos sanguíneos contra os danos causados pelo colesterol LDL. A aveia pode ser consumida como o tradicional mingau matinal, *pilaf* de aveia, misturada a hambúrgueres de peru ou como cobertura crocante de frango assado.

**Canihua (prima da quinoa)** – Assim como a quinoa, a *canihua* é um minúsculo pseudocereal rico em proteínas. É cultivado nas frias montanhas do Peru e da Bolívia. Ao contrário da quinoa, a *canihua* não precisa ser cuidadosamente lavada, pois não é revestida com as substâncias amargas que precisam ser eliminadas da quinoa (chamadas saponinas). Sua colheita requer muita mão de obra. A *canihua* tradicionalmente é levemente torrada e transformada em farinha, que é consumida em bebidas quentes e frias e em mingaus. Como é um produto *gourmet*, em geral é vendido como cereal integral, quer a palavra "integral" esteja ou não estampada na embalagem.

**Centeio** – Parente do trigo e durante muito tempo considerado uma erva daninha, o centeio foi valorizado por seu rápido crescimento em climas que, para outros cereais, seriam demasiadamente úmidos, frios ou castigados pela seca. É um alimento tradicional no norte da Europa, na Rússia, na Polônia, no Canadá, na Argentina, China e Turquia. Compre centeio em grão para ter certeza de que é um cereal integral. O centeio contém uma quantidade elevada de fibras alimentares tanto no seu farelo como no seu endosperma interno, e é mais usado na fabricação de pães, inclusive pães e bolachas tipo sueco ("crisp bread"), mas também pode ser consumido em sopas e saladas.

**Cevada** – Cereal riquíssimo em fibras, representando de 17 a 30% da sua composição (para fins de comparação, o trigo integral tem 12%, a aveia tem 10% e o milho tem 7%). Em geral, a fibra de um grão de cereal está na sua camada externa, chamada de farelo. Curiosamente, na cevada as fibras estão distribuídas em todo o grão, de modo que até mesmo a cevada refinada tem um pouco de fibra. Mesmo assim, compre cevada integral, descascada ou pilada, e despreze as versões refinadas com os dizeres "perolada" ou de "cozimento rápido" na embalagem.

**Einkorn** – Uma variedade milenar de trigo que acabou sendo preterida como cultura tradicional por ter uma casca muito difícil de ser removida, ainda é cultivado em algumas áreas da Europa e, mais recentemente, ressurgiu no estado americano de Washington. O *einkorn* é um cereal resistente à seca encontrado sempre na forma de grão integral. Entre as variedades de trigo, é a que tem os níveis mais elevados de carotenoides como luteína, zeaxantina e betacaroteno. Embora ainda contenha glúten e gliadina, uma proteína de trigo, o *einkorn* é menos alérgico que outros tipos de trigo.

**Espelta** – Variedade de trigo com maior teor de proteína, a espelta pode substituir o trigo na maioria das receitas. Na Itália é conhecido como farro grande. A espelta é vendida tanto na forma integral como refinada, portanto certifique--se de comprar espelta integral.

**Farro (também conhecido como *emmer*)** – O farro é outra variedade milenar de trigo e foi um dos primeiros cereais domesticados cultivados no Crescente Fértil, no Oriente Médio (região que atualmente compreende Iraque, Síria, Líbano, Jordânia, Israel e Egito). Esse cereal tem mais atividade antioxidante que qualquer outro tipo de trigo. Assim como o *einkorn*, o farro é mais difícil de descascar que o trigo de "grano" duro moderno, e por isso foi preterido. O farro é vendido nas formas perolada (ou seja, refinado) e integral; portanto, escolha o cereal integral. Existem opções de farro integral de cozimento rápido no mercado.

**Freekeh (trigo verde)** – Outro tipo de trigo, o *freekeh*, também chamado de *farik* e *frikeh*, costuma ser vendido triturado, o que torna o processo de cozimento mais rápido, como o triguilho. O *freekeh* é o trigo de grão duro colhido precocemente, ainda verde, depois tostado e submetido ao processo de fricção. O *freekeh* tem um sabor defumado e é muito utilizado em pratos da culinária do Oriente Médio e do Norte da África, como pilafs, saladas e mingaus. É vendido na forma de grão integral.

**Kamut (trigo de khorasan)** – Trata-se de uma variedade muito antiga, e acredita-se ser de origem egípcia, cujo apelido é "trigo do faraó". Seu grão é duas ou três vezes maior que o da maioria dos tipos de trigo. O khorasan teve um recente retorno ao setor alimentício dos Estados Unidos e é mais comumente vendido como *kamut*. Com sabor semelhante ao de nozes, esse cereal tem mais proteínas que qualquer outro trigo, pois nunca foi hibridizado. Compre o grão inteiro para ter certeza de que é integral. O *kamut* pode ser encontrado em grãos ou na forma de farinha em lojas de produtos naturais, e também em alguns produtos comercializados, como macarrão, cereal tufado (expandido) e bolachas.

**Milho** – Considerado mais uma guloseima de cinema e piquenique, as pessoas ainda ficam surpresas ao saber que o milho, na verdade, é um cereal integral. Testes de DNA mostram que o milho é originário do México, onde passou a ser um dos principais produtos agrícolas há cerca de 9 mil anos. O milho não contém glúten e fornece mais vitamina A e carotenoides relacionados que a maioria dos outros cereais. Esse cereal adquiriu uma fama ruim, pois a maior parte do milho produzido nos Estados Unidos e no Canadá é usada como ração animal (chamado de milho dentado ou do campo), mas existem outras variedades distintas que têm um papel na alimentação humana. A estação do milho doce, muito popular nos Estados Unidos e no Canadá, é o verão, e ele pode ser comido na espiga. O milho deve ser consumido logo após a colheita, porque os açúcares começam a se converter em amidos assim que ele é colhido. Se precisar armazenar o milho, deixe-o na palha. Consumido junto com leguminosas, o milho ajuda a fornecer proteínas completas. Na culinária tradicional do centro e do sul dos Estados Unidos, o milho geralmente é imerso numa solução de hidróxido de cálcio, ou cal, que adiciona cálcio e aumenta a absorção da vitamina B. Os produtos de milho que geralmente passam por esse processo são a *masa harina* (farinha de milho para tortilhas) e o *hominy* (milho seco e descascado, parecido com canjica), típico do sul dos Estados Unidos.

**Painço** – O painço não é apenas um cereal, mas um grupo de cereais relacionados do mundo inteiro. Chamado também de milhete, milheto e milho-miúdo, entre outros nomes, é mais comum na Índia, na China, na América do Sul, na Rússia e no Himalaia. O grão de painço pode ser branco, cinza, amarelo ou vermelho sempre na forma de grão integral. A Índia é o maior produtor de painço do mundo, onde é usado para fazer o *roti*, um pão achatado assado na chapa. Pode ser usado também em *pilafs* (arroz preparado com especiarias) e mingaus matinais, acrescentado a pães e sopas ou estourado como pipoca. O painço não contém glúten e é rico em magnésio e antioxidantes.

**Quinoa** – Pseudocereal inca milenar originário dos Andes, a quinoa, ou quinua, é uma fonte completa de proteína e cozinha em 10 a 12 minutos, o que a torna uma opção cômoda e supernutritiva de proteína vegetal. A quinoa conserva bem a sua textura e fica ótima em *pilaf*, sopas e saladas. Seu grão redondo e miudinho libera uma pequena "cauda" ao final do cozimento. É preciso lavar a quinoa para retirar o resíduo amargo dos compostos chamados saponinas presentes nas camadas externas do grão. Existem quinoas de várias cores: vermelha, roxa, laranja, verde, negra e amarela.

**Sorgo** – Também conhecido como milho-zaburro e, em outros países, como milo, milho da Guiné, kafir, dura, mtama, jowar e kaoliang, o sorgo é um grão ancestral que se adaptou bem à região das Grandes Planícies dos Estados Unidos, de Dakota do Sul ao Texas. Quase sempre vendido na sua forma de cereal integral, tenha ou não o termo "integral" no rótulo, o sorgo não contém glúten e é cultivado a partir de sementes tradicionais, portanto não é um OGM (organismo geneticamente modificado). A maior parte do sorgo nos Estados Unidos é usada como ração animal ou na produção de embalagens biodegradáveis. Porém, pode ser consumido como mingau ou estourado como pipoca.

***Teff*** – grão minúsculo comum na Etiópia, é usado para fazer um pão achatado de massa esponjosa e agradavelmente azedo chamado injera. O *teff* é uma espécie de painço encontrado nas cores vermelho, roxo, castanho, marrom-amarelado e marfim. Esse cereal prospera em solos encharcados e em períodos de seca e pode ser cultivado desde o nível do mar até grandes altitudes. O *teff* tem mais cálcio e amido resistente (uma fibra alimentar recém-descoberta) que outros cereais. De fato, uma xícara de *teff* cozido tem aproximadamente a mesma quantidade de cálcio que $\frac{1}{2}$ xícara de espinafre cozido. Este cereal pode ser usado para preparar mingaus, polenta, crepes e pães. Ele cozinha rapidamente, tem um sabor suave e não contém glúten. Quase sempre é vendido na forma de cereal integral.

**Trigo** – Embora o glúten seja prejudicial às pessoas que são alérgicas a ele, é também a razão pela qual o trigo se tornou tão valioso para os padeiros, pois ele os ajuda a preparar deliciosos pães. Existem duas variedades principais de trigo: o trigo duro de inverno (usado comumente na preparação de macarrão) e o trigo macio de primavera (mais usado para todos os outros produtos feitos com trigo). O trigo duro tem mais proteína e mais glúten que o trigo de primavera, o que o torna ideal para o fabrico de pães. Do trigo macio é feita a farinha para bolos. Há também as variedades vermelha e branca, que se referem à cor do trigo, quer seja ele um cereal integral ou não; isso significa que é possível ter farinha de trigo branca integral feita de trigo branco macio integral. Para ter certeza de estar comprando um cereal integral, veja se a embalagem traz a palavra "integral". As variedades e híbridos de trigo são: trigo em grão, triguilho, farro, *einkorn*, espelta, *kamut*, trigo duro, trigo vermelho, trigo branco, trigo de primavera, trigo de inverno e triticale.

**Trigo-sarraceno** – Conhecido antigamente como "comida de pobre", o trigo-sarraceno cresce bem em encostas rochosas e é duro o bastante para vingar sem pesticidas. Considerado um alimento chique hoje em dia, chamou a atenção por ser rico em rutina, um antioxidante que melhora a circulação sanguínea. Assim como o amaranto, o trigo-sarraceno não é um verdadeiro cereal, e nem mesmo trigo, apesar do seu nome. De fato, ao contrário de todas as variedades genuínas de trigo, o trigo-sarraceno não contém glúten. O sobá, macarrão japonês, é feito de trigo-sarraceno; ele também é usado em crepes.

**Triguilho** – O triguilho, ou trigo para quibe, é feito de grãos de trigo cozidos, secos e triturados. Como já foi pré-cozido e seco, prepare-o como macarrão seco, pois ele fica pronto com 10 minutos de fervura. É muito usado no tabule, salada feita com triguilho, hortelã, salsinha, tomate, azeite de oliva e suco de limão. O triguilho tem mais fibras que a quinoa, a aveia, o painço, o trigo-sarraceno e o milho.

**Triticale** – Comparado com todos os cereais milenares disponíveis, o triticale, um cereal obtido pelo cruzamento de trigo com o centeio, é um bebê. O cultivo comercial de triticale começou há poucas décadas. O centeio e o trigo cruzam-se facilmente na natureza, e o triticale resultante se desenvolve bem sem o uso de fertilizantes e pesticidas, o que o torna uma boa opção para os agricultores orgânicos. Como é um híbrido de centeio e trigo, o triticale contém glúten.

## O que são cereais integrais germinados?

Os cereais costumavam germinar acidentalmente, mas hoje em dia a maior parte deles não germina mais ao acaso. Os cereais germinados podem conferir alguns benefícios nutricionais, o que levou alguns produtores de alimentos e pessoas comuns a germinarem seus próprios cereais.

O germe do cereal integral é o embrião da planta, e se alimenta do endosperma, rico em amido, e do farelo do grão, até que esteja pronto para germinar e formar uma nova planta. Nas condições certas de temperatura e umidade, o grão germina. Quando começa a germinação, as enzimas tornam o amido do endosperma mais fácil de digerir para o germe;

algumas pessoas acham que esse tipo de grão "ativado" também é mais fácil de digerir.

Quando um cereal é germinado de maneira apropriada e segura, ele é tanto semente como uma nova planta, o que o torna mais digerível e mais rico em vitaminas e sais minerais, como vitaminas do complexo B, vitamina C, folato, fibras e lisina, um aminoácido que muitas vezes falta nos cereais. Saiba que esse processo requer precisão nos fatores tempo, temperatura e umidade. Umidade excessiva faz com que o grão se afogue, inche e se abra em vez de germinar, e pode fermentar ou até mesmo apodrecer. Se ficar tempo demais, o broto sadio pode continuar a se desenvolver numa nova planta, que não é bem digerida pelos seres humanos.

Se preferir comprar cereais germinados, procure uma marca de sua confiança, pois sabe que o fabricante germina os grãos em condições cuidadosamente controladas. Lembre-se, germinados ou não, os cereais são uma opção alimentar extremamente saudável.

## Oleaginosas

A dieta MIND recomenda a ingestão de oleaginosas pelo menos cinco vezes por semana, em parte por serem uma excelente fonte de vitamina E, nutriente que protege o cérebro. As oleaginosas também têm um papel claro e bem estabelecido na saúde cardíaca. Em 2003, o FDA (Food and Drug Administraton), agência que regulamenta alimentos e medicamentos nos Estados Unidos, aprovou a seguinte declaração: "Evidências científicas indicam, mas não comprovam, que comer 45 gramas de oleaginosas por dia como parte de uma dieta com baixo teor de gordura saturada e colesterol pode reduzir o risco de doença cardíaca". Pesquisas anteriores e ainda em andamento mostram que as oleaginosas protegem contra diabetes e cânceres, contribuem para a longevidade e melhoram as funções cognitivas.

Um estudo clínico randomizado realizado em 2013 na Espanha, chamado PREDIMED-NAVARRA, mostrou que fazer uma dieta mediterrânea suplementada com oleaginosas ou azeite de oliva extravirgem resultava em pontuações mais altas nos testes cognitivos quando comparado com dietas de baixo teor de gordura. O estudo contou com a participação de 522 homens e mulheres (média de idade de 75 anos) com risco elevado de doença cardiovascular. Depois de seis anos e meio fazendo a dieta mediterrânea enriquecida com azeite de oliva ou com oleaginosas variadas, os participantes apresentaram pontuações significativamente mais altas nos testes cognitivos, comparado com o grupo de controle que fez uma dieta pobre em gordura.

De que modo as oleaginosas retardam o declínio cognitivo? Para descobrir isso, o Departamento de Agricultura dos Estados Unidos (USDA – United States Department of Agriculture) revisou diversos estudos que se concentraram em amêndoas, pecãs, pistaches e nozes e descobriu que eles retardavam o declínio cognitivo próprio da idade, talvez por reduzirem o estresse oxidativo e a inflamação. As oleaginosas são ricas em nutrientes e contêm uma variedade de compostos bioativos, como gorduras poli-insaturadas, fitoquímicos e polifenóis. Além de vitamina E, fornecem folato, fibras e flavonoides, como proantocianidinas.

Além da saúde cognitiva, as oleaginosas contribuem para a saúde de modo geral e para a longevidade. Pesquisadores de Harvard analisaram décadas de dados provenientes de mais de 76 mil mulheres e mais de 42 mil homens nos Estados Unidos e descobriram que quanto mais oleaginosas as pessoas consumiam, mais tempo elas viviam. O índice de mortalidade por doença cardíaca, câncer e doenças respiratórias das pessoas que comiam oleaginosas pelo menos sete vezes por semana era 20% mais baixo do que daquelas que não comiam. Esses achados são confirmados por estudos anteriores que revelaram os benefícios associados à longevidade de cinco porções de oleaginosas por semana para pessoas brancas, afro-descendentes e idosas e de três porções semanais para adultos latino-americanos com risco de doença cardíaca.

Será que você deve ficar com medo de engordar se comer oleaginosas? Não, não deve. A ingestão mais frequente de oleaginosas está associada com menos ganho de peso, menos gordura abdominal e menor risco de obesidade. Dito isso, as opções devem ser sempre ser mantidas numa faixa apropriada de calorias.

Uma boa maneira de comê-las pelo menos cinco vezes por semana é adquirindo o hábito de levar uma porção para o trabalho todos os dias, para a hora do lanche. As oleaginosas são ricas em antioxidantes e bastante versáteis na cozinha. Podem ser acrescentadas a pratos de hortaliças, ao mingau de aveia matinal, trituradas e usadas para empanar peixes, adicionadas a saladas, em refogados, em molhos para salada ou degustadas puras, como um lanchinho saudável.

As oleaginosas com casca devem ser pesadas em relação ao seu tamanho. Evite aquelas com sinais de danos causados por insetos ou umidade, ou que fazem barulho quando chacoalhadas, um sinal de que estão secas e passadas. A casca não deve ter buracos, e a maioria não deve ter rachaduras (com exceção do pistache, cuja concha se abre parcialmente durante o processo natural de amadurecimento).

Quanto às embalagens de oleaginosas sem casca, verifique a data de validade, não compre se achar que parecem borrachudas ou enrugadas e cheire para ver se não estão rançosas. Guarde-as em um recipiente hermeticamente fechado em local fresco e seco. Elas também podem ser mantidas na geladeira ou congeladas.

Todas as oleaginosas fornecem gorduras insaturadas saudáveis, e a maior parte delas tem mais gordura insaturada do que saturada. Algumas contêm mais gordura saturada do que outras. A maneira mais fácil de garantir que não vai exagerar no consumo de gordura saturada é simplesmente comendo uma variedade de oleaginosas.

Amêndoas, avelãs, pinolis, pistaches e nozes contêm uma porcentagem maior de gorduras insaturadas saudáveis e menos de 2 gramas de gordura saturada por porção de 30 gramas.

## Oleaginosas saudáveis

**Amêndoa** – Oitenta por cento do suprimento mundial de amêndoas é produzido no Vale Central da Califórnia. Com 23 unidades por porção, a amêndoa é um lanche que sacia. Ela é rica em vitamina E, além de boa fonte de cálcio, folato, magnésio e fibras. Um estudo realizado em 2012 descobriu que a amêndoa tem 20% a menos de calorias do que se pensava. A amêndoa dura até um ano na geladeira.

**Avelã** – Uma porção tem 21 avelãs. A avelã cresce em climas temperados e é a oleaginosa oficial do estado de Oregon, nos Estados Unidos, que produz 95% da safra comercial americana. A avelã é rica em vitamina E, cobre e manganês e uma boa fonte de magnésio e fibras. Pode ser armazenada por até três meses fora da geladeira, até seis meses na geladeira e até um ano no congelador. A avelã combina com sabores salgados, cítricos e doces.

**Noz** – Única oleaginosa com quantidade significativa de gorduras ômega-3, a noz é rica em manganês e cobre e uma boa fonte de magnésio. A terra fértil do Vale Central da Califórnia produz 99% da produção americana e três quartos do comércio mundial. A noz pode ser armazenada na geladeira por até três meses e no *freezer* por até um ano. Uma porção tem 14 metades.

**Pinoli** – oleagenosa macia encontrada dentro da pinha, o pinoli, ou pinhole, é muito usado em pratos mediterrâneos e, nos Estados Unidos, como guarnição ou no preparo do molho *pesto*. É uma boa fonte de vitamina E. Uma porção de 30 gramas têm 167 unidades.

**Pistache** – A Califórnia é um dos maiores produtores de pistache do mundo, e responsável por 98% da safra americana. Um estudo realizado em 2011 pelo Departamento de Agricultura dos Estados Unidos descobriu que o pistache, oleaginosa com menor quantidade de gordura e calorias, tinha 5% menos calorias do que se acreditava. O pistache geralmente é vendido com a casca, e o simples ato de descascá-lo deixa uma dica visual para um fácil controle da porção. Sua casca cor de creme se abre naturalmente quando o fruto está maduro, como se estivesse sorrindo, o que lhe rendeu o apelido de "castanha sorridente" no Irã e de "castanha feliz" na China. O pistache é a única oleaginosa verde, graças à presença dos carotenoides luteína e zeaxantina. É uma boa fonte de proteína, fibras, magnésio, manganês, cobre, tiamina e fósforo. Uma porção tem 49 unidades.

# Outras oleaginosas

**Amendoim** – Tecnicamente não é uma oleaginosa, mas, sim, uma leguminosa. Mas o amendoim tem muitas das propriedades das oleaginosas e oferece os mesmos benefícios à saúde. É uma excelente fonte de manganês e uma boa fonte de folato, magnésio, fósforo, vitamina E e niacina. Uma porção é composta por 28 grãos.

**Castanha-de-caju** – Cada caju produz uma única castanha. Macia e de sabor delicado, a castanha-de-caju é nativa da América do Sul. Atualmente, os maiores produtores são Índia, Brasil, Vietnã e Moçambique. A castanha-de-caju pode ser usada para fazer pastas cremosas e queijo vegano. É rica em cobre e uma boa fonte de magnésio, manganês, vitamina K, fósforo e zinco. A castanha dura até seis meses na geladeira e até um ano no *freezer*. Uma porção tem 18 unidades.

**Castanha-do-pará** – Cada porção tem seis unidades, pois a oleaginosa é grande. A castanha-do-pará, também chamada de castanha-do-brasil, é cultivada na Amazônia. Os frutos da castanheira, chamados de ouriço, são mais ou menos do tamanho de um coco. Cada um contém de 15 a 25 castanhas. A castanha-do-pará dura um mês fora da geladeira, em local seco e fresco, e até um ano no *freezer*. Essa castanha fornece a quantidade diária necessária de selênio e antioxidante. É também rica em magnésio, cobre e fósforo e uma boa fonte de manganês, vitamina E e tiamina.

**Macadâmia** – Uma porção dessa oleaginosa suave e amanteigada, nativa da Austrália e do Havaí, tem de 10 a 12 unidades. É uma excelente fonte de manganês e uma boa fonte de tiamina. A macadâmia deve ser conservada na geladeira, onde pode durar até dois meses, ou no *freezer*, num recipiente hermético, por até um ano.

**Noz-pecã** – Uma porção é composta por 19 metades. Nativa da região sul dos Estados Unidos, a noz-pecã geralmente é usada para preparar doces, mas é mais saudável quando consumida pura, como lanche, triturada para empanar peixes ou em saladas folhosas. É rica em manganês e uma boa fonte de cobre, tiamina e fibras. Na geladeira, dura até seis meses, e no *freezer*, até um ano.

## Leguminosas

A dieta MIND recomenda o consumo de leguminosas pelo menos quatro vezes por semana. As leguminosas são ricas em proteína vegetal, fibras, vitaminas do complexo B, ferro, potássio e minerais essenciais. Além de nutritivas, elas têm pouco teor de gordura (total e saturada).

Dietas mais ricas em leguminosas retardam o declínio cognitivo. Um estudo realizado com mais de 2 mil suecos de 60 anos ou mais mostrou que as dietas saudáveis que incluem leguminosas conferem neuroproteção. A mesma tendência foi encontrada num estudo realizado com tailandeses a partir de 65 anos.

Além de contribuírem para a saúde do cérebro, as leguminosas fazem parte de uma alimentação saudável por seus amplos benefícios em termos de nutrição e saúde de modo geral. Elas foram definitivamente associadas com longevidade num estudo intercultural que analisou a ingestão alimentar de pessoas de 70 anos ou mais de diversas culturas. Esse estudo descobriu que para cada 20 gramas de leguminosas ingeridas, o risco de mortalidade caía 7%. Portanto, uma porção de ½ xícara (85 gramas) poderia reduzir em 30% o risco de mortalidade por todas as causas.

As leguminosas também têm carboidratos de digestão lenta e baixo índice glicêmico, o que as torna ideal para controlar os níveis de açúcar no sangue, bem como na prevenção e no tratamento de diabetes. As fibras e o potássio das leguminosas fazem bem para o coração, e comprovou-se que elas melhoram os níveis de colesterol de pessoas com doença cardíaca. Por último, mas não menos importante, os alimentos com alto teor de fibras, como as leguminosas, são identificados como prováveis protetores contra câncer colorretal pelo Fundo Mundial para Pesquisas sobre Câncer (WCRF – World Cancer Research Fund) e o Instituto Americano para Pesquisas sobre Câncer (AICR – American Institute for Cancer Research).

Elas são de uma família de alimentos que inclui opções saudáveis como lentilha, ervilha, grão-de-bico e amendoim, além do feijão. Os cinco tipos de leguminosas mais consumidas nos Estados Unidos são o "pinto beans" (o nosso feijão-carioca), que responde por metade de todos os feijões cultivados e consumidos no país; feijão-branco; feijão-preto; grão-de-bico; e o feijão Great Northern, outro tipo de feijão-branco, porém um pouco maior. De modo geral, o feijão é uma excelente fonte de folato, além de fornecer manganês, magnésio, ferro, proteína vegetal, fibras, potássio e outros importantes nutrientes.

A proteína vegetal e o ferro vegetal são mais bem absorvidos quando consumidos juntos com uma proteína animal, como bacalhau do Pacífico, salmão do Alasca ou frango sem pele. A vitamina C das frutas vermelhas e das hortaliças também aumenta a absorção dos nutrientes. A combinação desses alimentos extrai ainda mais nutrição das leguminosas.

# Todas as formas são importantes

É possível encontrar leguminosas frescas, secas, congeladas e enlatadas. Existem leguminosas cozidas e acondicionadas em latas que não contêm bisfenol A (BPA). Nesse caso, escorra a água e lave-as para remover cerca de 40% do sódio. No caso de leguminosas secas, o processo requer um pouco de tempo, mas é muito simples: escolha, lave, coloque de molho e depois cozinhe (ou pule a etapa do molho e cozinhe lentamente em fogo brando por mais tempo ou na panela de pressão). As leguminosas secas são mais baratas e mais próximas do seu estado natural. Elas amam umidade e baixas temperaturas e conseguem resistir a tempos prolongados de cozimento, o que as torna ideal para pratos preparados na panela elétrica de cozimento lento. A maior parte das leguminosas secas leva pelo menos uma hora para ficar cozida, embora o feijão-carioca e o feijão-branco graúdo levem apenas de 45 a 60 minutos. O feijão--rosinha precisa de uma hora e o feijão-preto, uma hora e meia. Os feijões de cozimento mais demorado levam de uma hora e meia a duas horas, inclusive o *dark red kidney beans* e o *light red kidney beans*,[*] o branco e o carioca.

## Tipos de leguminosas

**Edamame (soja verde)** – Raramente vendido fresco, o edamame é encontrado com mais frequência congelado. Se encontrar edamame fresco, pode manter as vagens sequinhas na geladeira por quatro ou cinco dias, dentro de um saco

---

[*] Variedades de feijão-vermelho consumidas nos Estados Unidos e também produzidas no Brasil, com os nomes em inglês, para o mercado internacional. (N.T.)

plástico perfurado. O edamame contém todos os aminoácidos essenciais e, portanto, é uma excelente fonte de proteínas vegetais. É também uma boa fonte de vitamina A, cálcio e ferro.

**Fava** – Quase sempre consumida fresca, a vagem da fava deve ser firme, sem muitas marcas e pesada. Na geladeira, ela se mantém fresca por cinco a sete dias. É uma excelente fonte de fibras e folato e pode ser preparada como *homus*, sopas e salada. Levemente refogada com cogumelos, é um delicioso acompanhamento.

**Feijão-branco** – Nos Estados Unidos é chamado de "feijão da marinha" ("navy beans"), porque era um dos principais itens do cardápio dos marinheiros. Seus grãos pequenos e ovais têm sabor suave e delicado. Usado no famoso "Feijão à moda de Boston", nos Estados Unidos, fica bom em *chilis*, sopas e ensopados. Tempo de cozimento: 90 a 120 minutos.

**Feijão-carioca** – Grãos de tamanho médio, ovais, bege com rajas marrom-claro semelhante ao feijão-*cranberry*; e, assim como a uva-do-monte *(cranberry)*, as rajas desaparecem durante o cozimento. Esse feijão, muito comum e apreciado nas Américas, é usado para fazer "feijão refrito", uma espécie de tutu-de-feijão mexicano, mas uma maneira mais *light* de consumi-los é como acompanhamento com pimentões vermelhos picadinhos, azeite, suco de limão, cebola roxa e pimenta fresca. Tempo de cozimento: 90 a 120 minutos.

**Feijão-*cranberry*** – De tamanho médio, oval, bege com rajas vermelho-escuro que desaparecem com o cozimento. Sua textura é cremosa e seu sabor é amendoado. É muito apreciado no norte da Itália e na Espanha. Tempo de cozimento: 45 a 60 minutos.

**Feijão-de-lima** – Popular nas culturas asteca e inca, o feijão-de-lima, ou feijão-manteiga, pode ser encontrado seco ou enlatado. É rico em fibras e folato e uma boa fonte de potássio e proteína vegetal.

**Feijão-preto** – O grão tem essa cor escura por causa das antocianinas, os mesmos antioxidantes responsáveis pela cor azul do mirtilo. É uma excelente fonte de fibras, folato, ferro e magnésio. O feijão-preto é muito usado em receitas do Caribe, da América Central e da América do Sul, e fica muito bom em saladas, hambúrgueres vegetarianos e também batido para preparar sopas e patês para tira-gostos. Tempo de cozimento: 60 a 90 minutos.

**Feijão-rosinha** – Um feijão pequeno, rosado e oval preparado de forma saudável num prato popular caribenho feito com *sofrito* (refogado que serve de base a muitos pratos, feito com tomate, pimentão, cebola e alho), sem adição de gordura. Tempo de cozimento: 60 minutos.

**Feijão-vermelho miúdo** – Como o nome indica, é pequeno e vermelho. Os grãos são ovais, mais macios e tem um sabor mais suave que o *red kidney beans*. É o feijão servido com arroz dos pratos caribenhos. Tempo de cozimento: 60 a 90 minutos.

**Light red kidney beans** – É igual ao *dark red kidney beans*, a única diferença é que a sua cor varia de rosa a vermelho-claro. A variedade *light red* é muito usada em pratos caribenhos, portugueses e espanhóis. Tanto o *dark red* como o *light red* podem ser usados no clássico "arroz com feijão" da Louisiana. Tempo de cozimento: 90 a 120 minutos.

**Red kidney beans** – É relativamente grande e, como o nome indica, tem o formato de um rim. Os grãos têm uma película vermelho-escuro brilhante, textura firme e suporta tempos prolongados de cozimento, o que o torna uma boa opção para pratos de cozimento lento, como sopas e *chilis*. Tempo de cozimento: 90 a 120 minutos.

## Frutas vermelhas

Embora em geral as frutas não façam parte da dieta MIND, as frutas vermelhas fazem, pois elas têm-se mostrado promissoras em relação a benefícios cognitivos tanto em curto como em longo prazo.

Estudos experimentais em curto prazo revelaram que as frutas vermelhas melhoram as funções cognitivas, talvez por serem ricas em flavonoides, especialmente as antocianidinas, que têm propriedades antioxidantes e anti-inflamatórias. Diversos estudos experimentais descobriram que a adição de mirtilos ou morangos à dieta dos animais reduzia o declínio próprio da idade nas sinalizações neurais e habilidades cognitivas. De fato, em ratos mais velhos, o envelhecimento neuronal e cognitivo foi revertido. Num estudo realizado com homens mais velhos que tinham deterioração cognitiva precoce, a adição de mirtilos ou suco de uva à alimentação ajudou a melhorar as habilidades de memória.

Um grande estudo clínico de longo prazo revelou os benefícios das frutas vermelhas para o cérebro. Com base em dados sobre dieta coletados ao longo de 21 anos (1980-2001), de mais de 16 mil mulheres, um estudo realizado num subconjunto do Estudo da Saúde das Enfermeiras (NHS – Nurses' Health Study) descobriu que os flavonoides, inclusive as antocianidinas, podem retardar em até dois anos e meio o processo de envelhecimento cognitivo e que as frutas vermelhas eram especialmente potentes. O mirtilo e o morango foram as fontes mais comuns de antocianidinas na dieta das participantes do NHS.

As pessoas que comiam mirtilo pelo menos uma vez por semana eram três anos e meio mais jovens em termos de desempenho cognitivo que as pessoas que comiam ½ xícara ou menos por mês; e as que comiam pelo menos duas porções de morango por semana eram três anos mais jovens em termos de desempenho cognitivo que as que comiam menos de ½ xícara por semana. As principais fontes alimentares de antocianidinas são:

◆ Mirtilo
◆ Morango
◆ Maçã
◆ Vinho tinto

As principais fontes alimentares de flavonoides totais são:

◆ Chá (contribuíram com a metade dos flavonoides na dieta do estudo)
◆ Maçã
◆ Laranja
◆ Cebola

Observação: esse estudo não encontrou nenhuma conexão estatisticamente significativa entre envelhecimento cognitivo e algum flavonoide alimentar isolado, mas pode ser que os flavonoides totais sejam mais importantes que qualquer fonte isolada.

O suco de romã também é excelente para a saúde do cérebro; os estudos revelam benefícios em apenas quatro semanas. Um estudo da Universidade da Califórnia em Los Angeles (UCLA) realizado com adultos de 60 e poucos anos que se queixavam de leves problemas de memória próprios da idade testou um esquema de ingestão diária de 240 ml de suco de romã ou um de placebo durante quatro semanas. O grupo do suco de romã melhorou significativamente a memória verbal e atividade funcional do cérebro durante as tarefas de memória visual e verbal. O suco de romã teve mais ação antioxidante que o vinho tinto e vários outros sucos (sucos de uva *concord*, mirtilo, uva-do-monte *(cranberry)*, açaí, maçã e laranja), aumentando os níveis de antioxidantes circulantes no organismo.

As antocianidinas presentes nas frutas vermelhas conseguem atravessar a barreira hematoencefálica e chegar às regiões do cérebro usadas no aprendizado e na memória, como o hipocampo. De maneira mais geral, muitos flavonoides podem ajudar a reduzir a inflamação no cérebro e no canal vertebral. Alimentos ricos em flavonoides também podem ativar alguns receptores e vias associados com melhora da memória e das funções cognitivas.

A dieta MIND recomenda a ingestão de frutas vermelhas duas vezes por semana. Existe uma grande oferta de mirtilos e morangos, que são muito apreciados. Mas há muitas outras frutas vermelhas, sobretudo no verão, quando é época de uma grande variedade e, portanto, são de excelente qualidade e mais baratas. Quando não é possível encontrar frutas vermelhas frescas, existem opções congeladas, enlatadas e secas, bem como suco integral.

A maior parte das frutas vermelhas é altamente perecível e deve ser mantida na geladeira, sem nada pesado sobre elas, ou poderão ficar amassadas e estragar. Lave-as imediatamente antes de usar.

## Frutas vermelhas do outono

**Acerola** – Nativa das Antilhas, América Central e América do Sul, esta fruta se adapta bem a áreas tropicais e subtropicais, inclusive à Flórida. É uma excelente fonte de vitaminas A e C. Escolha acerolas vermelhas e firmes ainda com o cabinho. Elas duram até cindo dias na geladeira, ou podem ser congeladas por seis meses.

**Baga-do-corvo (*black crowberry*)** − Uma fruta, também chamada de camarinha, que ama o frio, cresce no Alasca, Canadá, Terra Nova e Groenlândia e é muito popular no norte da Europa. É rica em antioxidantes, manganês e vitamina C. Escolha essas frutinhas da mesma maneira que se escolhe bons mirtilos. Procure frutas firmes, carnudas, secas, com coloração azul intensa e aspecto esbranquiçado, como se estivesse coberta por uma camada de pó. Elas duram até duas semanas na geladeira.

**Fisális** − A fisális, ou tomate-capucho, é envolta por uma "capa" com textura de papel finíssimo, o que a deixa um pouco parecida com o tomatillo (ver p. 73). É verde quando nova, mas fica amarela depois de madura. Ácida, sua textura é parecida com a da cereja. É uma excelente fonte de vitaminas A e C, potássio, cobre e fibras. Escolha frutas de cor vibrante com a casca seca (embora às vezes a casca já tenha sido removida). Ela pode ser mantida na geladeira por até uma semana.

**Huckleberry** − Frutinha silvestre nativa da América do Norte, pode ser facilmente usada no lugar do mirtilo, com o qual é muito parecido. É conhecida também como *bilberry*, *wineberry* e *dyeberry*. Escolha frutas lisas e sem mofo.

**Romã** − ver p. 100.

**Uva-do-monte (*cranberry*)** − Presença obrigatória na ceia de Ação de Graças americana, a uva-do-monte, também chamada de oxicoco, é uma fruta nativa da América do Norte rica em vitamina C e fibras. É uma frutinha bastante resistente que pode ser mantida na geladeira por até dois meses. Escolha frutas firmes ao toque e que não estejam enrugadas nem escurecidas.

## Frutas vermelhas do inverno

**Groselha** – Devido ao seu sabor ácido, a groselha geralmente é usada em geleias e recheio de tortas, embora algumas maneiras mais saudáveis de incluí-las na alimentação sejam em batidas ou então em molhos de frango sem adição de açúcar. A groselha é uma excelente fonte de vitamina C e antioxidantes e pode ser mantida na geladeira, sem lavar, por até uma semana. Escolha groselhas bem vermelhinhas, sem mofo ou pontos moles.

**Romã** – Riquíssima em antioxidante, cada romã contém centenas de sementes, chamadas arilos, rodeadas por polpa vermelha, ambas comestíveis. A romã é uma excelente fonte de vitaminas C e K, potássio, folato e cobre. Escolha romãs redondas, carnudas e pesadas. Elas podem ser conservadas em área fresca e seca por um mês ou na geladeira por até dois meses.

## Frutas vermelhas da primavera

**Acerola** – ver p. 98.

**Lichia** – Membro da família das sapindáceas, a lichia é oriunda da China, onde é cultivada há mais de dois mil anos. Ela parece uma framboesa grande, mas sua casca é áspera e não é comestível. A polpa é branca e contém um único caroço. Escolha uma fruta pesada para o seu tamanho, e saiba que manchas marrons na casca indicam que a fruta será mais doce. A lichia pode ser refrigerada dentro de um saco plástico por até dez dias. É uma excelente fonte de vitamina C.

**Morango** – Rica em vitamina C e folato, essa fruta apreciadíssima é coberta por cerca de 200 sementinhas minúsculas. Os morangos devem ser vermelhinhos, firmes, brilhante e com o "chapeuzinho" verde. Despreze os que estiverem murchos ou moles. Eles podem ser conservados na geladeira, sem lavar, por até três dias.

## Frutas vermelhas do verão

**Acerola** – ver p. 98.

**Amarena** – Conhecida também como cereja-ácida ou ginja, é mais ácida que a cereja comum e uma excelente fonte de vitamina A, vitamina C e fibras. A amarena pode ser mantida, sem lavar, por dois ou três dias na geladeira. Ou pode ser lavada, descaroçada e congelada para uso posterior. Escolha amarenas limpas, carnudas, brilhantes, de cor viva e sem manchas. Elas podem ser degustadas frescas, mas quem não gosta de sabores ácidos pode adicioná-la a pratos de cereais integrais.

**Amora** – Assemelha-se à amora-preta e pode facilmente substituí-la. É uma excelente fonte de vitamina C e manganês e também fornece vitamina K e ferro. Escolha amoras brilhantes, carnudas e firmes. Evite aquelas que estiverem machucadas ou úmidas. A amora pode ser guardada na geladeira, sem lavar, por até uma semana.

**Amora-preta** – Às vezes chamada equivocadamente de framboesa-negra, a diferença é que a amora tem um centro sólido (a framboesa é oca). É uma excelente fonte de vitamina C e fibras e pode ser conservada, sem lavar, de três a seis dias.

**Baga-de-logan (*loganberry*)** – Fruta que recebeu esse nome em homenagem a um juiz chamado Logan de Santa Cruz, Califórnia, nos Estados Unidos, que a plantou no quintal de sua casa no final do século XIX. Essas frutinhas devem ser brilhantes, carnudas, firmes e vermelhas. Elas se conservam na geladeira por até uma semana, sem lavar. São ricas em vitamina C, fibras e manganês, além de fornecerem vitamina K e folato.

**Baga-do-corvo (*black crowberry*)** – consultar a p. 99.

**Cereja** – Uma das frutas favoritas do verão, a cereja é fonte de vitamina C e potássio. Escolha cerejas vermelhinhas e firmes ao toque, ainda com o cabinho. Elas duram até dez dias na geladeira.

**Framboesa** – Embora geralmente seja vermelha, a framboesa pode ser preta, roxa e até mesmo amarela. É uma fruta rica em vitamina C e fibras, e pode ser guardada na geladeira, sem lavar, por um ou dois dias. Escolha framboesas secas, carnudas e firmes ao toque, e evite as úmidas ou com sinais de mofo.

**Groselha-negra** – Parece uma uvinha redonda e escura, embora não seja nem de longe tão doce quanto a uva. Por causa da sua acidez, em geral é usada para fazer geleia, mas também pode ser colocada em batidas e molhos. É uma excelente fonte de vitamina C, fibras, potássio e manganês. Escolha frutinhas redondas, secas e firmes ao toque, e evite aquelas com sinais de mofo ou amassadas. Selecione-as em casa e guarde as que estiverem boas na geladeira, sem lavar, por até uma semana, ou conserve no *freezer* por até um ano.

**Lichia** – ver p. 100.

**Mirtilo** – Uma boa fonte de vitamina C e fibras, o mirtilo é bastante pesquisado devido à sua grande atividade antioxidante. Escolha mirtilos secos, firmes e carnudos com coloração azul-escuro e aspecto esbranquiçado, como se estivessem cobertos por uma camada de pó. O mirtilo pode ser guardado na geladeira por até duas semanas.

**Morango** – ver p. 101.

**Olho-de-dragão (longan)** – Parecida com a lichia, porém menor, e com casca mais lisa e coloração castanho-claro, em vez de vermelha, a olho-de-dragão também pertence à família das sapindáceas. É uma excelente fonte de vitamina C e pode ser mantida na geladeira em sacos plásticos por até uma semana. Escolha frutinhas de cor intensa, o que indica que estão maduras, e firmes ao toque, sem machucados ou manchas.

**Sabugueiro (elderberry)** – Essas frutinhas escuras são uma excelente fonte de fibras, vitaminas A, C e $B_6$, além de fornecerem também vitamina E, cobre e ferro. Escolha frutinhas de cor intensa. Em casa, descarte as moles e guarde as firmes na geladeira por até uma semana, sem lavar.

## Aves

A dieta MIND recomenda o consumo de aves duas vezes por semana, mas deixa bem claro que não devem ser fritas. Além de fornecer proteína saudável, as aves magras são fonte de vitamina $B_{12}$, um nutriente essencial que tem recebido muita atenção na literatura científica pelo seu papel na saúde do cérebro.

As aves fornecem proteína de excelente qualidade, inclusive todos os aminoácidos essenciais, bem como ferro e zinco, em formas que o organismo consegue absorver prontamente (ou seja, aumenta a sua biodisponibilidade). A combinação de aves e vegetais que contêm ferro e zinco também ajuda a aumentar a biodisponibilidade desses nutrientes.

Apesar de ser uma alternativa saudável à carne vermelha, não é um alimento de consumo diário na dieta MIND, assim como nas dietas mediterrânea e DASH. A Associação Americana de Cardiologia recomenda o consumo de aves sem pele, assadas ou grelhadas, duas vezes por semana.

As aves mais encontradas nos supermercados são frango e peru. A carne branca (peito) geralmente é mais magra que a carne escura (sobrecoxas), e muitos cortes já são vendidos sem pele.

Entretanto, os cortes com pele e com osso, ou as aves inteiras, geralmente custam menos e demandam um pouco mais de tempo para remover a pele e a gordura visível antes do seu consumo. No caso da carne moída de frango e peru, prefira as opções magras, com pelo menos 90 a 95% a menos de gordura.

Para quem tem pouco tempo, a maioria dos supermercados tem a seção de rotisseria, que vende frango quentinho e pronto para viagem. Alguns também oferecem peru assado, mas é preciso tomar alguns cuidados: escolha pedaços sem adição de sal e evite as opções com os termos "temperado" ou "suculento", pois isso pode ser sinônimo de "excessivamente salgado". Em casa, retire a pele e a gordura visível.

Outra opção que alguns supermercados oferecem é o frango simplesmente grelhado (muito prático) nos balcões refrigerados que pode ser usado em saladas, refogados, sopas e ensopados. Lembre-se de que, ao optar pela comodidade de deixar que outra pessoa cozinhe no seu lugar, você terá menos controle sobre as práticas de segurança alimentar; portanto, só compre as marcas de sua confiança para minimizar o risco.

Em casa, coloque a carne de ave crua na área mais fria da geladeira, que geralmente fica na prateleira inferior, no fundo, bem longe da porta. Ela pode ser mantida neste local por até dois dias ou no *freezer* por até dois meses. A ave cozida pode ser mantida na geladeira por três dias ou no *freezer* por um mês.

## Peixes

Ao contrário da dieta mediterrânea, que recomenda o consumo de peixe várias vezes por semana, a dieta MIND recomenda apenas uma refeição com peixe, desde que não seja frito, por semana, pois as pesquisas não mostraram que uma ingestão maior proporciona benefícios adicionais à saúde do cérebro. A ingestão de peixe e gorduras ômega-3 foi associada com menor risco de Alzheimer e acidente vascular cerebral (AVC). O peixe é uma fonte direta de ômega-3, inclusive ácido docosahexaenoico (DHA), especialmente importante para o desenvolvimento cognitivo e o funcionamento normal do cérebro.

Pesquisas de pequeno porte demostraram que uma refeição semanal à base de peixe oferece um benefício cognitivo moderado. Estudos populacionais de grande escala realizados com idosos nos Estados Unidos, como o Projeto de Saúde e Envelhecimento de Chicago (CHAP – Chicago Health and Aging Project), na Holanda (Estudo Roterdã) e na França (PAQUID, do francês Personnes Âgées Quid), também mostraram que o consumo de peixe reduz o risco de doença de Alzheimer.

Um grande estudo realizado com habitantes mais velhos de Chicago, Estados Unidos, analisou a relação entre o peixe, as gorduras ômega-3 e o declínio cognitivo. Foram incluídos no estudo 3.718 adultos a partir de 65 anos que participaram do projeto CHAP ao longo de seis anos. Depois desse período, constatou-se que as pessoas que comiam peixe uma ou duas vezes por semana tiveram seu envelhecimento cognitivo retardado em 10 a 13% por ano, ou o equivalente a ser três ou quatro anos mais jovem.

Embora uma refeição semanal à base de peixe seja suficiente para reduzir o risco de demência, existem outras razões para se comer peixe com mais frequência: é benéfica para a saúde cardiovascular e uma boa opção de proteína magra. Uma análise de nove estudos populacionais descobriu que o consumo mais frequente de peixe reduz o risco de AVC de maneira proporcional à quantidade ingerida (ou seja, quanto mais peixe, mais benefícios). O *Guia Alimentar Americano de 2015-2020* recomenda duas refeições à base de peixe por semana, ou cerca de 240 gramas semanais.

---

### DEVEMOS NOS PREOCUPAR COM O MERCÚRIO EM PEIXES?

Os frutos do mar são um dos alimentos mais saudáveis, mas também podem ser uma fonte de mercúrio, uma conhecida neurotoxina, podendo se acumular no organismo da gestante em níveis capazes de colocar o bebê em desenvolvimento em risco de déficit de desempenho cognitivo em testes de atenção, coordenação motora fina, linguagem, habilidades visuoespaciais e memória verbal.

O mercúrio também se acumula nos peixes ao longo do tempo por meio das fontes naturais como das industriais presentes no ambiente. Portanto, peixes maiores e de vida mais longa, como atum, peixe-batata, peixe-espada, tubarão e cavala, têm maior concentração de mercúrio do que os peixes menores e de vida mais curta, como vieira, salmão, camarão, anchova e truta de água-doce.

O FDA adverte que gestantes e crianças pequenas evitem alguns tipos de peixe por causa dos elevados níveis de mercúrio, dando preferência às opções com níveis mais baixos dessa substância tóxica. Porém, no caso de pessoas de meia-idade e idosas, os especialistas em saúde concordam que os benefícios superam em muito os riscos.

Até recentemente, sabia-se muito pouco sobre como a ingestão de frutos do mar afetava os níveis de mercúrio no cérebro e os marcadores patológicos de demência. Um estudo realizado em 2016 publicado na revista acadêmica *Journal of the American Medical Association* pela Associação Médica Americana procurou colocar um ponto final nessa questão. Liderado pela dra. Martha Clare Morris, pesquisadora da dieta MIND, o estudo fazia duas perguntas: 1) O consumo de frutos do mar aumentava os níveis de mercúrio no cérebro? 2) O consumo de frutos do mar, ou o fato de ter determinado nível de mercúrio no cérebro, causava alguma doença cerebral?

A população estudada foi um grupo de participantes do projeto MAP, em Chicago, que faleceu entre 2004 e 2013. As informações nutricionais foram coletadas regularmente como parte do estudo MAP, e dos 554 participantes falecidos, cerca da metade (48,4%) foi submetida a uma autópsia cerebral. Os pesquisadores descobriram que o consumo maior de peixe realmente aumentava os níveis de mercúrio no cérebro, o que era esperado. Surpreendentemente, porém, no que se refere à doença de Alzheimer, o consumo de frutos do mar mais de uma vez por semana estava associado com cérebro mais sadio, mesmo quando os níveis cerebrais de mercúrio eram altos. As placas neuríticas e os emaranhados neurofibrilares eram mais esparsos nas pessoas que comiam peixe do que nas que não comiam, que em geral tinham emaranhados mais severos e mais disseminados e concentrações mais elevadas de placas cerebrais.

Em média, os participantes do estudo comiam peixe três vezes por semana e, de acordo com a agência norte-americana de Serviço Nacional de Pesca Marinha (NMFS – National Marine Fisheries Service), os dez peixes e crustáceos mais consumidos nos Estados Unidos já apresentam níveis de mercúrio baixos a moderados (camarão, salmão, atum enlatado, tilápia, escamudo-do-Alasca (da família do bacalhau), peixe-panga, bacalhau, bagre, caranguejo e mariscos). Portanto, é difícil dizer se esses resultados seriam os mesmos se os participantes do estudo tivessem comido peixes com alta concentração de mercúrio, feito mais refeições à base de frutos do mar ou ambos.

A conclusão é que o consumo moderado de peixe é uma excelente opção para a saúde cognitiva. A carne de peixe é uma proteína nutritiva e saudável que faz bem para o coração, para a saúde de modo geral e para o diabetes, além de contribuir para a longevidade. Esse estudo confirma a ligação entre a ingestão moderada de peixe e sinais menores da doença de Alzheimer, mesmo com a consequente elevação dos níveis de mercúrio no cérebro.

## E que tal o peixe frito?

Todo mundo sabe que fritura não é a maneira mais saudável de preparar uma refeição. Às vezes os benefícios conferidos pelo consumo de um alimento saudável superam seus riscos (para um exemplo representativo, veja a seção sobre a presença de mercúrio em peixes), mas esse não parece ser o caso de alimentos fritos. A fritura reduz os níveis de ômega-3 e aumenta a ingestão de gordura saturada. Num grande estudo chamado Estudo da Saúde Cardiovascular (CHS – Cardiovascular Health Study), só o consumo de peixe rico em gordura reduziu o risco de doença de Alzheimer, mas esse benefício não foi observado com peixe frito. Em outra grande pesquisa conhecida por Estudo Observacional da Iniciativa de Saúde da Mulher (Women's Health Initiative Observational Study), as mulheres que consumiam cinco porções ou mais de peixe por semana reduziram em 30% o risco de insuficiência cardíaca, mas o peixe era cozido ou grelhado. Na verdade, no mesmo estudo, as mulheres que ingeriram peixe frito uma vez por semana ou mais aumentaram em até 50% o risco de insuficiência cardíaca.

## Como escolher peixes frescos

É muito fácil comprar peixe fresco com o auxílio de algumas dicas importantes. O peixe inteiro fresco deve ter brânquias vermelhas (e não marrom), pele com brilho metálico e olhos brilhantes e transparentes. Tanto a pele como os olhos ficam opacos quando ele está passado. Pressione levemente a carne para ver se ela volta rapidamente ao normal. O peixe fresco tem carne firme e resiliente, sem espaço entre as camadas. Se houver presença de líquido, este deve ser transparente, e não leitoso, pois este é um dos primeiros sinais de deterioração. Por último, o peixe deve ter cheiro de mar (peixe de água salgada) ou um cheiro fresco e limpo (peixe de água doce), e não cheiro acre, ou seja, azedo.

# Não está habituado a consumir peixe?

Se os peixes ainda não fazem parte do seu cardápio ou você não tem certeza se vai gostar, experimente ao começar com peixes de carne branca de sabor suave e que se desfaz em lascas, como o bacalhau e linguado. A carne desses peixes tem uma consistência amanteigada, delicada e absorve o sabor dos ingredientes com os quais foram cozidos. Portanto, são perfeitos para uma introdução suave ao vasto mundo dos frutos do mar. Outra excelente opção é amassar e incorporar anchovas a molhos de macarrão, realçando o sabor do molho na medida certa.

Peixes congelados e em conserva são encontrados o ano todo, quando não for possível comprar peixe fresco.

Muitas vezes o que a receita pede nem sempre está disponível no supermercado local. Consulte a lista abaixo para ver que tipos de peixe podem ser substituídos.

| SUBSTITUIÇÕES | |
|---|---|
| **DESCRIÇÃO** | **TIPOS DE PEIXE** |
| **Peixes magros de carne branca e macia** | Corvina-branca, robalo-legítimo, linguado, tilápia, truta arco-íris e badejo. |
| **Peixes magros de carne branca e firme** | Polaca do Alasca, bagre (*catfish*), garoupa, hadoque, bacalhau, alabote-do-Pacífico, linguado e peixe-espada. |
| **Peixes gordurosos de carne branca e firme** | Sável-americano, albacora-branca, corvinata-branca, merluza-negra, bijupirá, truta do lago, bacalhau negro e esturjão-branco. |
| **Peixes gordurosos de coloração média** | Olho-de-boi, truta do ártico, arabaiana, dourado-do-mar, peixe-espátula, pampo, salmão (prateado e vermelho) e cavala-empinge. |
| **Peixes gordurosos de coloração escura** | Anchova, atum-roxo, tainha, arenque, salmão (*in natura* ou sustentável), sardinha, atum-bonito-listrado, atum. |

# Peixes sustentáveis

Há várias maneiras de identificar peixes provenientes, de modo sustentável, da piscicultura e de seu *habitat* natural. Há certa confusão a respeito de peixes derivados da pesca *versus* do cultivo em tanques, e sobre qual dos dois meios é o mais ecologicamente correto. Infelizmente, não há uma regra simples sobre o que é melhor. Há peixes cultivados de maneira sustentável e peixes capturados de maneira sustentável, assim como há práticas nocivas para os dois métodos. Às vezes, a questão reside no declínio da população de uma determinada espécie, outras vezes, a maneira como eles são capturados extermina outras variedades, ou a maneira como eles são cultivados gera doenças e polui as águas. Esses são apenas alguns dos problemas.

São muitos os fatores a serem analisados, mas organizações científicas dignas de crédito, como o Blue Ocean Institute [Instituto Oceano Azul] em Nova York e o Monterey Bay Aquarium na Califórnia, fazem exatamente isso: fornecem boas recomendações gerais. E, para uma garantia extra, há certificados confiáveis emitidos pelo Marine Stewardship Council [Conselho de Administração Marinha] (para peixes em seu *habitat* natural) e pelo Aquaculture Stewardship Council [Conselho de Administração de Aquicultura] (para peixes cultivados). Trata-se de uma questão em constante evolução; e à medida que a população de certas espécies fica mais estável, ou quando os peixes são provenientes da pesca ou cultivados de maneiras mais responsável, alguns podem passar da categoria "não consuma" para "prossiga e desfrute".

# Azeite de oliva

Assim como a dieta mediterrânea, a dieta MIND usa o azeite de oliva como sua principal fonte de gordura, e esse produto possui aproximadamente 230 antioxidantes e polifenóis. Embora o todo seja maior que suas partes, é possível que uma dessas partes, o oleocantal, tenha um papel especialmente desenvolvido para proteger a saúde cerebral. Oleocantal é um composto fenólico natural do azeite de oliva extravirgem (entre centenas de outros compostos) que tem propriedades antioxidantes e anti-inflamatórias. Em estudos realizados com animais publicados pela revista científica *ACS Chemical Neuroscience*, o oleocantal ajudou a transportar proteínas anormais (beta-amiloides) para fora do cérebro. O acúmulo dessas proteínas leva à formação de placas que prejudicam o funcionamento das células nervosas e causam a morte das células afetadas. Acredita-se que essa seja a causa da doença de Alzheimer. O oleocantal estimulou a produção de proteínas e enzimas essenciais para a remoção da beta-amiloide do cérebro. Numa subcategoria do estudo maior, conhecida como PREDIMED (prevenção com dieta mediterrânea), as pessoas que fizeram uma dieta suplementada com azeite de oliva apresentaram melhoria nas memórias verbais imediata e tardia.

A dieta MIND não faz qualquer restrição à gordura total e recomenda o azeite de oliva como principal fonte de gordura, sobretudo no lugar de gorduras sólidas, como manteiga, margarina, banha e óleo de coco. Na dieta mediterrânea, não é incomum consumir 2 ou 4 colheres de sopa de azeite de oliva por dia, e o estudo PREDIMED recomenda cerca de 3 colheres de sopa por dia.

Feito simplesmente com azeitonas prensadas, o azeite extravirgem é especial porque fornece vitaminas E e K, além de polifenóis, que têm efeito protetor. O mais importante é saber que ele não deve ser usado para cozinhar e que todo azeite deve ser embalado em recipientes escuros ou opacos para preservar a sua qualidade, pois ele se degrada com calor e luz.

O azeite de oliva extravirgem é um produto de finalização que deve ser apreciado em molhos de salada e sobre sopas, torradas e outros pratos. Ele não deve ser aquecido a altas temperaturas, pois isso destrói o sabor complexo proveniente dos polifenóis e de outros fitonutrientes; esses, por sua vez, são os fatores que elevam o preço do produto. Use azeite virgem para cozinhar, mas, mesmo nesse caso, só em pratos preparados em fogo brando, por causa do seu ponto de fumaça relativamente baixo (a temperatura com que o azeite começa a se degradar em nocivos radicais livres). Exceder o ponto de fumaça, ou ponto de saturação, danifica o azeite e pode torná-lo prejudicial à saúde. Para cozimento em fogo alto, experimente óleo de semente de uva ou uma mistura de azeite e outro óleo vegetal.

Calor e luz, bem como água e ar, são inimigos de todos os óleos de cozinha. O azeite de oliva, com seus inúmeros fitonutrientes, não é diferente. Prefira embalagens de vidro escuro, lata ou até mesmo vidro transparente (contanto que a garrafa esteja quase toda coberta pelo rótulo, para impedir que o azeite fique rançoso e seus polifenóis se deteriorem rápido demais). Guarde o produto num local fresco e escuro, longe do fogão. Ele pode ser refrigerado, mas não se recomenda, principalmente no caso de azeites de melhor qualidade. Compre o vidro de azeite de tamanho certo, para ser consumido em dois meses. Ou seja, compre uma embalagem menor para ter certeza de que o azeite está sendo usado em sua melhor forma.

# Como escolher um azeite de boa qualidade

Procure a data da colheita. Os bons produtores informam no rótulo a data em que as azeitonas foram colhidas. Tente escolher um azeite de até um ano da safra. Quanto mais próximo da data de colheita, melhor. As azeitonas do hemisfério norte (como as da Califórnia, Espanha, Itália e Grécia) geralmente são colhidas em novembro e dezembro, e as azeitonas do hemisfério sul (p. ex., as da Argentina, da Austrália, do Chile e do Peru) geralmente são colhidas em maio e junho. Isso quer dizer que, dependendo do tempo que leva para processar e envasar um vidro de azeite, se você preferir comprar um produto mais próximo da data da colheita terá de procurar um azeite californiano no início do ano e um australiano no segundo semestre. A data da safra não é o "prazo de validade", que em geral é de dois anos a partir da data de envase, nem da época em que as azeitonas foram colhidas ou processadas.

Faça questão de frescor. O produto deve ter um sabor levemente amargo e um toque picante sentido na garganta (isso é sinal da presença dos saudáveis polifenóis no azeite, e não raro a primeira reação é uma tosse). Um azeite de qualidade pode ter notas características de frutas que varia de gramíneo a maçã, passando por banana verde e alcachofra. O azeite não deve ter sabor de bolor, metálico ou de manteiga, tampouco gosto ou cheiro de vinho ou de vinagre.

Procure garantia de qualidade. Recentemente, as fraudes no azeite se tornaram um problema, pois os fabricantes misturam colorantes, aromatizantes e óleos mais baratos ao produto. Em vista dos problemas de autenticidade dos azeites, o California Olive Oil Council (COOC) [Conselho de Azeite da Califórnia] e a Australian Olive Oil Association (AOOA) [Associação

Australiana de Azeite] estabeleceram alguns padrões industriais, oferecendo selos de qualidade para azeites que atendem a padrões de qualidade superiores aos padrões mínimos exigidos pelo Departamento de Agricultura dos Estados Unidos.

## Um mundo de sabores e acidez

Os azeites são classificados de acordo com o nível de acidez, e os melhores são os prensados a frio, um processo isento de substâncias químicas que requer apenas pressão e resulta num nível de acidez naturalmente baixo. É assim que o azeite extravirgem é feito, apresentando um grau de acidez de 1%. A cor pode variar de verde-escuro a *champagne*-claro, sendo que os azeites de cor mais escura oferecem sabor mais intenso de azeitona.

O azeite italiano geralmente é verde-escuro com aroma de ervas. O azeite grego também costuma ser verde e marcado por sabor e aroma fortes. A Espanha é um dos maiores produtores de azeite do mundo, e seu azeite geralmente é de cor amarelo-escuro com características de frutas e amêndoas. Em contrapartida, o azeite francês é claro e de sabor suave. Já os produtos da Califórnia também são de cor clara e de sabor suave, porém com uma nota mais frutada. Qualquer um desses azeites pode ser de qualidade extravirgem.

O azeite virgem também é obtido com a primeira prensagem, mas seu nível de acidez é ligeiramente mais alto, entre 1 e 3%. Os azeites que trazem apenas os dizeres "azeite de oliva" na embalagem podem ser uma mistura de azeite refinado, virgem e extravirgem, e eram chamados de azeite "puro". O azeite de oliva *light* tem esse nome por causa da sua cor e do seu sabor, mas não devido às calorias, que são as mesmas dos outros tipos de azeite. O ponto de fumaça do azeite *light* é mais alto, portanto é melhor para cozimento em fogo moderado (baixo a médio).

## Vinho

A dieta MIND inclui uma taça de vinho por dia, nem mais nem menos. O vinho é um alimento rico em polifenóis e foi associado com a melhora da função cognitiva numa subcategoria recente do estudo mais amplo PREDIMED. Esse estudo contou com a participação de 447 homens e mulheres de 55 a 80 anos de idade. Os participantes que tomavam vinho se saíram melhor no exame breve do estado mental (MEEM), um teste composto por 30 perguntas que avaliam uma série de habilidades mentais cotidianas, como conseguir identificar o ano corretamente, soletrar uma palavra de trás para a frente, lembrar-se de uma série de palavras mencionadas anteriormente, repetir frases, entre outras.

Embora estudos observacionais indiquem que a ingestão moderada de álcool reduz o risco da doença de Alzheimer, eles também indicam que ingestões maiores aumentam o risco. Uma revisão recente de estudos realizados até setembro de 2011 sobre álcool, demência e pré-demência revelou que os efeitos protetores da ingestão moderada de álcool, como uma taça de vinho por dia na dieta MIND, são mais promissores em quem não tem o marcador genético para a doença de Alzheimer, APOE-e4. Esses efeitos também são mais promissores em relação ao vinho do que a outros tipos de álcool. Essa mesma revisão conclui que não existem indícios de que um consumo baixo de bebida alcoólica possa ser prejudicial em termos de cognição e a demência.

O vinho tinto contém resveratrol e outros polifenóis, que têm ação antioxidante e anti-inflamatória. Como potentes antioxidantes, eles podem ajudar, junto com uma dieta rica em polifenóis, a reduzir e a proteger contra a formação das placas beta-amiloides observadas na doença de Alzheimer.

E se você não gosta de vinho ou de bebidas alcoólicas em geral? Curiosamente, um estudo descobriu que o vinho sem álcool era uma excelente fonte de antioxidantes, além de ser eficaz para aumentar a atividade antioxidante. O estudo PRE-DIMED incluiu apenas uma taça de vinho por dia na dieta dos participantes que já tomavam vinho regularmente; mesmo assim, era opcional.

A taça de vinho deve conter 140 ml (preste atenção, pois as taças atuais comportam muito mais que isso). Quanto à melhor maneira de incorporar vinho às refeições, a primeira regra que você deve seguir é respeitar suas preferências e deixar que seu próprio paladar e orçamento sejam seus guias. Além disso, há alguns princípios norteadores de como harmonizar o vinho com a refeição, mas são apenas sugestões. Abaixo estão algumas recomendações de vinhos que geralmente harmonizam bem com os alimentos da dieta MIND que fazem bem para o cérebro.

**Hortaliças** – Hortaliças cruas servidas como aperitivo combinam com vinhos brancos como *chardonnay*, *pinot blanc* e *chenin blanc*. Aspargos ficam ótimos com vinhos brancos como *sauvignon blanc* e *riesling* seco. Hortaliças refogadas com sabor asiático (p. ex., molho de soja, vinagre de arroz, *chili*) harmonizam com um *riesling* alemão levemente doce.

**Oleaginosas** – O rico sabor das saudáveis gorduras das oleaginosas combina com vinhos secos frisantes (*brut*) e *champagne*, e também com um vinho fortificado como o do porto.

**Leguminosas** – A harmonização de vinho com leguminosas depende mais do tipo de leguminosa e da maneira como ela é preparada. Em geral, o suave feijão-branco pode ser bem servido com vinho branco, e os feijões mais duros e com sabor mais acentuado que podem ser usados em *chilis* ficam melhor com vinho tinto. Pratos mais leves de verão combinam mais com *chardonnay* ou *rosé*, e pratos mais pesados, com vinhos tintos.

**Frutas vermelhas** – É verdade: morangos e *champagne* são um manjar dos deuses. Em geral, as frutas vermelhas combinam bem com vinhos frisantes – de secos a semissecos, bem como vinhos brancos mais doces como *riesling* e *muscat*. Experimente algo um pouco diferente, frutas vermelhas com um vinho tinto leve, como *zinfandel*.

**Aves** – O frango é versátil, e também são os vinhos que podem ser servidos com aves: de vinhos brancos, como *chardonnay*, *rosé*, *riesling* e *chenin blanc*, a vinhos tintos mais leves, como *merlot* a *pinot noir*. Frango preparado com tomate e cogumelos combina mais com um vinho tinto leve; e frango feito com temperos mais fortes, como gengibre, alho e limão, combina mais com vinho branco. Com uma salada de frango, o ideal é um vinho branco ligeiramente mais doce, como *riesling* ou *gewürztraminer*. Peru vai bem com vinhos tintos como *merlot* e *zinfandel*, e com vinho branco como *chardonnay*.

**Peixes** – Atum fica bom com vinho branco, como *sauvignon blanc*. Um peixe mais gordo como o salmão combina com *pinot noir*, bem como com alguns vinhos brancos, de *pinot gris* a *sauvignon blanc*. O sabor fresco e limpo do *sashimi* geralmente vai bem com vinho frisante seco, *riesling* seco ou um tinto como *pinot noir* ou *beaujolais*. No entanto, os tipos de vinho que melhor acompanham os tipos específicos de *sushi* podem variar.

**Cereais integrais** – Saladas de macarrão integral harmonizam bem com vinhos brancos, como *sauvignon blanc* e *rieslings* secos. Se for macarrão com molho de tomate, um vinho tinto leve pode ser uma opção melhor, como um *zinfandel*.

**Azeite** – Assim como no caso das oleaginosas, as saudáveis gorduras do azeite combinam com vinhos frisantes secos (*brut*) e *champagne*.

**Por taça** – Agora, se você tem uma garrafa de vinho e busca inspiração para harmonizá-lo com o que se deve preparar para o jantar, aqui estão algumas diretrizes:

| | |
|---|---|
| **Branco** | *Champagne* para pratos salgados |
| | *Sauvignon blanc* para molhos ácidos de salada (cítrico, vinagre) |
| | *Gruner Veltliner* com ervas |
| | *Pinot Grigio* com pratos leves |
| | *Chardonnay* com peixes gordurosos ou servidos com um molho mais encorpado |
| | *Riesling* levemente adocicado com pratos agridoces, como pratos asiáticos (também se aplica a *gewürztraminers* e *vouvrays*) |
| | *Moscato d'Asti* com sobremesa de frutas |
| **Rosé e tinto** | *Champagne* rosé com entradas e jantar, é versátil |
| | *Pinot noir* com sabores terrosos, como cogumelos e hortaliças amargas |
| | *Malbec* com pratos condimentados, pois combina muito bem com sabores fortes |
| | *Syrah* com pratos condimentados |

Por fim, lembre-se de que essas são orientações gerais e que suas preferências podem ser outras. Além disso, em caso de jantar fora, um *sommelier* pode lhe dar recomendações mais específicas sobre como harmonizar o vinho com os pratos do cardápio.

CAPÍTULO 4

# ALIMENTOS PREJUDICIAIS PARA O CÉREBRO

Os cinco grupos de alimentos da dieta MIND prejudiciais para o cérebro são: carne, manteiga e margarina, queijos integrais, guloseimas de confeitaria e doces, frituras e *fast-food*; e, em seus estudos, a restrição desses alimentos fez parte da dieta que retardou o envelhecimento cognitivo e reduziu o risco de doença de Alzheimer. Os pesquisadores da dieta MIND observaram que esses são os alimentos que aumentam a ingestão de gorduras saturadas e trans em relação às gorduras insaturadas, causando problemas à barreira hematoencefálica e aumentando a formação de placas beta-amiloides. Além disso, dois desses grupos alimentícios − as guloseimas de confeitaria e *fast-food* fritos − fornecem poucos nutrientes, e quase todas as dietas saudáveis recomendam a sua restrição.

A recomendação da dieta MIND para evitar a ingestão de gorduras saturadas está em conformidade com a última edição do Guia Alimentar Americano de 2015-2020, segundo o qual a gordura saturada deve representar menos de 10% das calorias diárias (22 gramas ou menos em uma dieta de 2 mil calorias). O corpo humano produz toda a gordura saturada de que precisa, portanto não há nenhuma necessidade biológica de incluir gordura saturada na alimentação. Segundo o Guia

Alimentar, existem fortes e consistentes evidências de que a substituição de gordura saturada por gordura insaturada, sobretudo do tipo poli-insaturada, reduz o colesterol LDL (ruim) e o risco de infarto. Existem evidências semelhantes dos benefícios da ingestão de gorduras monoinsaturadas, como azeite de oliva e oleaginosas, em vez de gordura saturada de alimentos como manteiga, margarina, carne bovina, queijo integral, doces, frituras e *fast-food*.

Pesquisas recentes sugerem que a gordura saturada pode ser neutra no que diz respeito a doenças cardiovasculares, em geral, quando substitui um carboidrato refinado. O que realmente sabemos é que inúmeros estudos mostram que a substituição de gordura saturada por gordura poli-insaturada reduz o risco de doença cardíaca. Além disso, vários estudos indicam maior ameaça associada com o consumo excessivo de gordura saturada no aumento do risco de declínio cognitivo e doença de Alzheimer. Mesmo que a gordura saturada seja neutra, e não nociva, existem gorduras mais saudáveis. As gorduras insaturadas são encontradas nas oleaginosas, nos peixes e no azeite de oliva.

## Cinco grupos de alimentos que devem ser evitados

### Carne vermelha

As carnes vermelhas incluem carne bovina, ovina, anserina e suína, e podem estar presentes em produtos como hambúrgueres, tacos, burritos, cachorro-quente, almôndegas, bolo de carne e frios.

A recomendação da dieta MIND é restringir o consumo de carne vermelha a menos de quatro vezes por semana. Em outubro de 2015, a Organização Mundial da Saúde incluiu as carnes processadas no grupo 1 de carcinogênicos (mesma categoria do tabaco e do amianto), observando que existem evidências de que a carne vermelha provavelmente também seja capaz de provocar câncer. Os efeitos nocivos se manifestam depois de anos. Um estudo taiwanês realizado em 2015 com adultos a partir de 65 anos descobriu que o padrão alimentar típico do Ocidente, com alto teor de carnes vermelhas, aumentou o risco de declínio cognitivo ao longo de oito anos, em comparação com uma dieta saudável composta por hortaliças, peixes, frutas, feijão e outras leguminosas. Nesse período de oito anos, a dieta ocidental quase triplicou o risco de declínio cognitivo. O pesquisador Frank Hu e sua equipe, em Harvard, conduziram um estudo com mais de 120 mil homens e mulheres ao longo de décadas. A conclusão do estudo foi de que a substituição de uma porção diária de carne vermelha por opções mais saudáveis de proteínas, como peixes, aves, oleaginosas, leguminosas, laticínios com baixo teor de gordura e cereais integrais, podiam reduzir em 7% a 19% o risco de morte.

Se você já não come carne vermelha, não há razão para consumi-la. Mas se você gosta de comer carne vermelha de vez em quando, siga estas regras básicas para fazer isso da maneira mais saudável possível.

♦ Escolha a carne menos processada possível, ou seja, carne fresca, em vez de carnes processadas, como *bacon*, carne seca, mortadela, carne enlatada, presunto, salsicha, pastrami, pepperoni, salaminho e linguiças. Muitos frios se enquadram nesta categoria, embora as carnes simplesmente cozidas e fatiadas não sejam consideradas processadas, como rosbife, peru e frango.

♦ Prefira carne orgânica, que geralmente é mais magra que a carne convencional e tem um perfil de nutrientes diferente, com mais carotenoides, vitamina E, potássio, ferro e zinco, uma vez que o gado foi alimentado exclusivamente de pasto (*grass-fed*).

♦ Compre cortes magros de carne.

♦ A carne moída deve ter a menor porcentagem de gordura possível (95% de carne, 5% de gordura).

**Carne de vaca** – os cortes mais magros são lagarto, alcatra, coxão mole, coxão duro e contrafilé.

**Bisão** – contrafilé, filé de costela e coxão mole têm 2 gramas de gordura por porção.

**Vitela** – pernil, contrafilé e lombo têm 2 gramas de gordura por porção.

**Porco** – o lombinho tem 2 gramas de gordura por porção, e a picanha de porco, cerca de 4 gramas.

**Carneiro** – pernil, lombo e paleta e têm 6 gramas ou menos de gordura por porção.

## Manteiga e margarina

A dieta MIND recomenda que o consumo de manteiga e margarina seja limitado a menos de uma colher de sopa por dia. De modo geral, qualquer gordura que seja sólida em temperatura ambiente tem muita gordura trans para ser incluída na dieta MIND, inclusive manteiga e margarina, mas também azeite de dendê (óleo de palma), óleo de coco, sebo, banha de porco e gordura vegetal hidrogenada.

O uso de azeite de oliva é a principal fonte de gordura incentivada pela dieta MIND. Mas se você aprecia pão com manteiga ou margarina, existem cremes vegetais que contêm uma porcentagem menor de gordura saturada e são isentos de gorduras trans.

### E O ÓLEO DE COCO?

O óleo de coco saiu nas manchetes recentemente como um alimento milagroso, apesar do seu alto teor de gordura saturada. A teoria dos benefícios do óleo de coco se baseia na sua alta porcentagem de triglicérides de cadeia média (TCM). Esse tipo de gordura é metabolizado de modo diferente das triglicérides de cadeia longa (TCL) que compõem a maioria dos óleos líquidos. A justificativa é que os TCMs passam diretamente do intestino para o fígado e, portanto, uma quantidade menor é armazenada como gordura corporal. Porém, estudos realizados com óleo de coco não mostraram uma perda de peso significativa. Vale notar que quando foi observada uma pequena perda de peso (por volta de 1,8 quilo), isso ocorreu quando o TCM formulado, 100% artificial, substituiu outro óleo (o óleo de coco é composto por 40% de TCL e 60% de TCM).

Além disso, não existem boas evidências de que o óleo de coco virgem seja mais saudável para o coração do que o óleo de coco convencional. Entretanto, quando ele é chamado de "virgem", geralmente isso significa que ele é menos processado que o óleo de coco comum, que pode ser branqueado, desodorizado ou refinado. Ao contrário do azeite de oliva, não há um padrão industrial para o significado de virgem em relação ao óleo de coco.

A ciência da nutrição é um campo em evolução, mas o que sabemos hoje é que não existem evidências suficientes de que o óleo de coco seja eficaz em muitos dos males que ele supostamente ajuda, como a doença de Alzheimer, doenças cardíacas, obesidade e diabetes. É interessante notar que existem estudos contraditórios sobre a maneira como ele afeta o colesterol LDL (ruim) e HDL (bom), mas os dados ainda são inconclusivos.

## Queijos

Na dieta MIND, o consumo de queijo integral se restringe a menos de uma porção por semana. Segundo o Guia Alimentar Americano de 2015-2020 e a Associação Americana de Cardiologia, numa dieta saudável para o coração o consumo de queijo deve ser limitado. O guia recomenda trocar o queijo integral por leite e iogurte desnatados ou semidesnatados, para reduzir a ingestão de gordura saturada e sódio e, ao mesmo tempo, obter os benefícios das vitaminas A e D e do potássio presentes nos laticínios.

Os queijos veganos não contêm colesterol, embora ainda possam ter um alto teor de gordura saturada. Leia as informações nutricionais do produto para saber mais detalhes e escolha um cuja quantidade de gordura saturada represente menos de 10% da ingestão diária recomendada.

### Guloseimas de confeitaria e doces

A dieta MIND recomenda limitar o consumo de bolos, tortas, doces, frituras e afins a menos de cinco vezes por semana. O Guia Alimentar Americano de 2015-2020 desaconselha o consumo desses alimentos não apenas por conterem gordura ruim, mas também por causa do açúcar. Esses alimentos contêm poucos nutrientes bons, se é que têm algum, e por serem desnecessários, devem ser incluídos em quantidades muito pequenas na alimentação.

Guloseimas de confeitaria e doces incluem biscoitos, bolos, *brownies*, *cupcakes*, *croissants*, *donuts*, cremes, pudins, sorvetes e balas entre outros. A ingestão de refrigerantes, energéticos e de suco que não seja 100% natural também deve ser restringida. Satisfaça a sua vontade de comer doces com frutas. Elas naturalmente contêm açúcar, mas numa proporção razoável em relação ao seu teor de fibras, água e nutrientes. Frutas vermelhas como mirtilo e morango são doces, nutritivas e um importante componente da dieta MIND.

## Frituras

Na dieta MIND, o consumo de frituras é limitado a menos de uma porção por semana, ou seja, no máximo duas vezes por mês. O Guia Alimentar Americano de 2015-2020 recomenda a restrição desses alimentos porque a fritura torna qualquer alimento menos saudável. Na verdade, ela dilui os nutrientes de alimentos que, de outra maneira, seriam saudáveis, como aves, peixes e hortaliças, anulando seus benefícios à saúde do cérebro.

Mesmo se tiver o hábito de comer *fast-food*, ainda assim você pode fazer escolhas inteligentes. Procure as opções mais saudáveis do cardápio. Pode ser uma salada com molho à parte, para que possa decidir que quantidade usar. Ou um sanduíche de frango ou peixe grelhado com pão integral. Em vez de batata frita, prefira um acompanhamento mais saudável, como minicenouras. Se lhe servirem algum alimento empanado ou à milanesa, você pode retirar a "casca" antes de comer.

Muitas das grandes cadeias de lanchonetes fornecem informações nutricionais no local ou *on-line*, para que você possa fazer escolhas fundamentadas.

CAPÍTULO 5

# OS NUTRIENTES

Os nutrientes nunca vão superar os alimentos integrais, mas se você compreender os mecanismos dos principais nutrientes, poderá entender melhor como os alimentos ajudam a promover a saúde. Para início de conversa, este capítulo não é exaustivo, mas traz um apanhado geral dos nutrientes mais bem estudados e mais promissores que afetam a demência, o desenvolvimento e o envelhecimento cognitivo, daqueles que têm propriedades antioxidantes e anti-inflamatórias àqueles que possivelmente oferecem proteção contra a formação de depósitos de beta-amiloide e a morte celular. Entre eles estão gorduras alimentares, vitamina E, algumas vitaminas do complexo B (folato e B12), flavonoides e carotenoides.

Em relação aos nutrientes individuais contidos nos suplementos, é importante compreender o princípio consolidado na área da nutrição de que a interseção entre nutrientes e saúde prescreve uma curva em forma de U, em que a falta causa deficiência nutricional e o excesso causa toxicidade. A boa saúde está no meio desses extremos. Os suplementos podem facilmente exagerar nos nutrientes, mas as fontes alimentares não. É por isso que, com raras exceções, a maneira ideal de fazer com que os adultos mais velhos supram suas necessidades nutricionais é adotando a abordagem "alimentação em primeiro lugar".

## Gorduras boas e ruins

A dieta MIND não estabelece uma quantidade máxima de gordura total, mas o tipo e as proporções de gorduras são dois aspectos importantes.

## Gorduras boas

O estudo PREDIMED testou uma dieta mediterrânea enriquecida com gorduras saudáveis, contendo oleaginosas ou azeite de oliva, e em ambos os casos os participantes obtiveram pontuações mais elevadas nos testes cognitivos, comparado com um grupo de controle que fez uma dieta com restrição de gordura. O risco de Alzheimer e declínio cognitivo diminui quando as gorduras saturadas e trans são substituídas por gorduras insaturadas.

A dieta MIND preconiza o uso de azeite de oliva como principal gordura alimentar. O azeite é rico em gordura monoinsaturada, bem como em muitos polifenóis. Outras fontes de gorduras saudáveis são as oleaginosas, sementes, abacate e óleo vegetal.

## Gorduras ruins

A ingestão excessiva de gorduras saturadas e trans aumenta o risco de demência. As pesquisas mostram que dietas ricas nesses tipos de gorduras, que são prejudiciais à saúde, levam ao surgimento de sinais de demência, como disfunção da barreira hematoencefálica, inflamação e formação de agregados de proteína beta-amiloide. Diversos estudos observacionais também descobriram que adultos de meia-idade com níveis elevados de colesterol correm maior risco de desenvolver demência mais tarde.

Num estudo realizado com animais, três meses de dieta rica em gordura saturada provocaram danos consideráveis à barreira hematoencefálica e inflamação. O prejuízo funcional era 30 vezes pior do que no início do estudo. A dieta usada pelos pesquisadores era composta por 20% de gordura saturada, o que equivale a pouco mais de 44 gramas de gordura saturada para uma dieta de 2 mil calorias. Em outro estudo feito com animais, a concentração de proteína amiloide aumentou depois de quatro meses de dieta com 40% de gordura saturada (quase 90 gramas de gordura saturada para uma dieta de 2 mil calorias). Num estudo celular, a gordura trans favoreceu a formação das proteínas beta-amiloides pegajosas encontradas na doença de Alzheimer, ao mesmo tempo que desestimulou uma variação da proteína que não resulta em placas amiloides. Os estudos indicam também que dietas ricas em gordura, sobretudo gordura saturada, afetam o desempenho cognitivo. As habilidades de aprendizado e memória diminuíram num estudo com animais de longo prazo no qual camundongos foram submetidos a uma dieta com 40% de gordura (contra 4,5% da alimentação normal). Com base em quase duas décadas de pesquisas nessa área, os cientistas concluíram que, em longo prazo, a dieta rica em gordura altera a maneira como o organismo usa a glicose: a região do hipocampo, no cérebro, passa a usar menos glicose.

A melhor maneira de evitar gordura saturada e gordura trans é buscar não consumir os alimentos prejudiciais para o cérebro especificados na dieta MIND. Há uma maneira fácil de saber se uma gordura é saturada: se ela ficar sólida em temperatura ambiente, é saturada.

## Gorduras boas *versus* gorduras ruins

Os resultados das pesquisas sobre os tipos de gordura foram consistentes: quanto maior a quantidade de gorduras saturada e trans na dieta, maiores os índices de declínio cognitivo. Além disso, a maior parte dos estudos descobriu que ingestões maiores de gorduras monoinsaturada (MUFA) e poli-insaturada (PUFA) tinham um efeito inverso e levavam a um retardo do declínio cognitivo. Essas descobertas foram corroboradas por estudos laboratoriais em que camundongos submetidos a uma dieta mais rica em ácidos graxos ômega-3 (principalmente o DHA, que é abundante no tecido cerebral) se saíram melhor nos testes de aprendizado de novas habilidades e memória, inclusive os camundongos mais velhos.

Por que alguns estudos apresentam resultados contraditórios? Alguns testes clínicos randomizados que usaram suplementos de ômega-3 (DHA) não mostraram nenhum benefício para a saúde cognitiva. Nesses estudos, os participantes podiam comer peixe até três vezes por semana, portanto a diferença entre o grupo de tratamento e o grupo de placebo teria sido anulada, uma vez que apenas uma refeição de peixe por semana é suficiente para reduzir o risco de demência. Vários estudos populacionais sobre gordura alimentar e declínio cognitivo também produziram resultados contraditórios, mas só quando a metodologia não fazia o controle do tipo de gordura.

## Vitamina E

Os alimentos da dieta MIND que são naturalmente ricos em vitamina E são azeite de oliva, oleaginosas, cereais integrais e verduras folhosas. A vitamina E é importante para a saúde cerebral. Graças à sua propriedade antioxidante, ela protege o cérebro contra estresse oxidativo e danos ao tecido nervoso, causados pela grande atividade metabólica que ocorre nesse local. A carência desse nutriente essencial provoca vários sintomas relacionados ao cérebro, como declínio cognitivo, perda de controle dos movimentos corporais, falta de reflexos, paralisia dos músculos oculares e menor sensibilidade vibratória. Todos esses sintomas diminuem a capacidade de atuar plenamente na sociedade.

Existem oito formas naturais de vitamina E, mas para nossos propósitos vamos nos concentrar nas mais comumente estudadas, chamadas por seus nomes químicos: alfa-tocoferol e gama-tocoferol. Ambas são encontradas nos alimentos e têm propriedades antioxidantes e anti-inflamatórias. No entanto, a vitamina E mencionada nas informações nutricionais dos alimentos é o alfa-tocoferol. Essa é também a forma mais encontrada nos suplementos alimentares. É considerada a forma mais biologicamente ativa e a única com ingestão diária recomendada para a saúde de modo geral, estabelecida pelo Instituto de Medicina Americano, que faz parte da Academia Nacional de Ciências, Engenharia e Medicina dos Estados Unidos (National Academies of Sciences, Engineering, and Medicine).

Pesquisas com animais demonstraram que a vitamina E protege o cérebro contra Alzheimer. Estudos epidemiológicos mostram sistematicamente os benefícios da vitamina E natural (proveniente dos alimentos) na prevenção desse mal. Entretanto, vários estudos que utilizaram suplemento de vitamina E não detectaram benefícios, mas sim alguns efeitos negativos, relacionados com declínio cognitivo e Alzheimer.

Um estudo realizado em 2015 publicado na revista *Alzheimer's & Dementia* é o único estudo sobre vitamina E no cérebro e Alzheimer. Ele ajuda a explicar a confusão em torno dos resultados contraditórios, concluindo que quanto mais vitamina E na forma de gama-tocoferol (encontrada em alimentos como pistache) havia no cérebro, mais sadio ele parecia ser. Níveis mais altos de gama-tocoferol no cérebro foram associados com níveis mais baixos de proteína beta-amiloide e emaranhados neurofibrilares.

A confusão acerca dos benefícios da vitamina E para a saúde do cérebro se deve a vários estudos sobre suplementos de vitamina E (na forma de alfa-tocoferol), que não mostram benefícios quanto ao declínio cognitivo e à doença de Alzheimer. Esses resultados foram corroborados por estudos epidemiológicos observacionais (o tipo de estudo que acompanha grandes grupos de pessoas durante vários anos) sobre suplementação de vitamina E e declínio cognitivo. Esses resultados foram decepcionantes, principalmente depois que muitos estudos com animais tinham mostrado que o alfa-tocoferol contribuía para a saúde do cérebro. Nos poucos estudos que mostraram um efeito protetor da suplementação de alfa-tocoferol sobre o cérebro, esse efeito foi observado nas pessoas que tinham uma dieta pobre em vitamina E no início do estudo. Os níveis de vitamina E precisavam ser inferiores a 6,1 miligramas por dia (cerca de 9 UI) para que os suplementos tivessem um efeito positivo, de acordo com uma análise de deficiência nutricional em populações de adultos mais velhos.

A conclusão é que a vitamina E proveniente da alimentação é preferível aos suplementos de vitamina E, que podem fazer mais mal do que bem e, na melhor das hipóteses, ainda são objetos de controvérsia. Não há controvérsia em relação à vitamina E presente nos alimentos, e tanto o alfa-tocoferol como o gama--tocoferol dos alimentos reduziram a taxa de declínio cognitivo e Alzheimer. A principal diferença é que as quantidades encontradas nos alimentos são muito menores, e atuam juntas para manter o cérebro sadio. Além disso, os alimentos podem conter outras formas de vitamina E, não apenas as duas que foram bem estudadas. Essas outras formas também têm propriedades antioxidantes e anti-inflamatórias. Essa é mais uma razão para optar pela "alimentação em primeiro lugar" e para não restringir os benefícios dos alimentos integrais a nutrientes isolados. Algumas fontes naturais de vitamina E são cereais integrais, oleaginosas e óleos vegetais.

---

### O QUE A VITAMINA E SIGNIFICA NUM RÓTULO?

A vitamina E em rótulos de alimentos ou suplementos refere-se somente ao alfa-tocoferol, e pode estar especificada em miligramas (mg), que é uma medida de quantidade. O mais comum é estar especificada em unidades internacionais (UI), uma medida de atividade biológica.

Quanto à vitamina E natural, um miligrama equivale a 1,49 unidade internacional. Se a vitamina E natural estiver em UI, basta multiplicar por 0,67 para saber quantidade em miligramas.

A vitamina E sintética tem menos biodisponibilidade, e um miligrama equivale a 2,22 UI. Para converter a UI da vitamina E sintética em miligramas, multiplique por 0,45. A dose diária de vitamina E natural é de 30 UI, ou cerca de 20 miligramas de alfa-tocoferóis naturais. As pessoas precisam de 50% a mais de UI de vitamina E sintética (p. ex., por meio de suplementos ou alimentos enriquecidos) para obter a mesma quantidade da forma natural.

---

O que mais a vitamina E faz para a saúde? A vitamina E é um nutriente essencial que o organismo não consegue produzir sozinho (é por isso que ela tem de ser extraída dos alimentos). É antioxidante, o que significa que protege o organismo dos danos causados pelos radicais livres. A vitamina E fortalece o sistema imunológico, auxilia na formação dos glóbulos vermelhos, ajuda o organismo a usar a vitamina K e atua na dilatação dos vasos sanguíneos para impedir a formação de coágulos no sistema circulatório. A vitamina E é lipossolúvel; isso significa que o organismo precisa de gordura alimentar para absorvê-la.

Hábitos alimentares sadios devem incluir pelo menos 20% de calorias provenientes de gordura, caso contrário será difícil suprir a ingestão diária recomendada de importantes nutrientes lipossolúveis. De qualquer modo, o tipo de gordura é mais importante que a gordura total, desde que seja obtida uma quantidade mínima (os 20%) e que esteja dentro das necessidades calóricas. O Guia Alimentar Americano de 2015-2020, que deixou de dar ênfase aos limites de gordura total e passou a se concentrar mais no tipo de gordura, recomenda a ingestão de muitos alimentos que contêm gorduras saudáveis e vitamina E, como óleos vegetais, oleaginosas e sementes. A vitamina E também é comumente encontrada nas hortaliças, principalmente nas verduras folhosas. Alguns exemplos específicos de fontes naturais são azeite de oliva, amêndoa, pistache, amendoim, semente de girassol, folhas de beterraba, couve, espinafre e brócolis. A dose diária recomendada dessa vitamina é de 30 UI, com limite máximo de 1.500 UI por dia para as formas naturais e 1.000 UI por dia para as formas sintéticas. A ingestão de vitamina E pelo consumo de alimentos é segura, mas doses mais elevadas de suplementos podem aumentar o risco de hemorragia em geral, hemorragia cerebral e anomalias congênitas.

# Vitaminas do complexo B: folato e $B_{12}$

O folato (vitamina $B_9$) e a vitamina $B_{12}$ (cobalamina) são vitaminas do complexo B essenciais e hidrossolúveis que em geral são tratadas juntas porque estão envolvidas nas mesmas funções e estão inter-relacionadas. Sem uma quantidade suficiente de qualquer uma das duas, a contagem de glóbulos vermelhos diminui, reduzindo a capacidade de oxigenação dos tecidos. A carência de vitamina $B_{12}$ pode provocar deficiência cognitiva, bem com cansaço, depressão, anemia e lesão nervosa, que pode causar formigamento, dormência e perda de sensação nos braços, nas mãos, nas pernas e nos pés (um quadro conhecido como neuropatia periférica). Ambas estão envolvidas no desenvolvimento do cérebro do bebê, bem como na degeneração cerebral na velhice.

Essas duas vitaminas são estudadas em relação à demência porque elas ajudam a metabolizar a homocisteína, uma substância que foi associada com maior risco de Alzheimer. Sem uma quantidade suficiente de folato e $B_{12}$ na alimentação, a homocisteína se acumula no organismo. A suplementação de vitamina B (folato, $B_{12}$ e $B_6$) foi eficaz num estudo realizado com adultos mais velhos que tinham níveis elevados de homocisteína. Depois de dois anos de tratamento foi observado um retardo no declínio das funções cognitivas, inclusive redução dos problemas de memória.

No entanto, as pesquisas sobre essas duas vitaminas e a demência foram complicadas devido aos achados inconsistentes. Dez estudos populacionais analisaram o folato e a $B_{12}$ em relação ao declínio cognitivo. Três mostraram que a vitamina $B_{12}$ tinha efeitos protetores e quatro obtiveram resultados positivos para o folato, mas vários apresentaram resultados contraditórios.

Um artigo a dra. Martha Clare Morris, publicado em 2012 na revista *Proceedings of the Nutrition Society*, descreve os problemas metodológicos que acabaram fazendo com que o delineamento dos estudos não fosse sensível o suficiente para demonstrar um efeito. Alguns estudos não mediram os níveis iniciais desses nutrientes nos participantes, um aspecto importante porque a suplementação só pode beneficiar as pessoas que têm necessidade (ou seja, que tem níveis baixos de vitamina B). Por exemplo, entre vários testes de grande porte e em longo prazo, um levou em conta os níveis iniciais de folato, e nas pessoas que tinham baixo nível de folato, a suplementação com ácido fólico foi benéfica, resultando num declínio cognitivo mais lento. Num estudo que não encontrou efeito na suplementação de vitamina B, uma análise posterior dos dados constatou que, na verdade, houve um efeito protetor para os participantes que tinham baixos níveis de vitamina B no início do estudo.

## É possível absorver folato demais?

O ácido fólico é a forma sintética do folato, e casos de carência desse nutriente são raros nos Estados Unidos desde 1998, quando o Departamento de Agricultura americano exigiu que os cereais fossem enriquecidos com essa vitamina. Essa medida foi tomada por causa do papel bem estabelecido do folato na prevenção de defeitos do tubo neural, uma malformação fetal, e existem boas evidências de que o folato ajudou a reduzir substancialmente os casos em 36% nos primeiros dez anos (1996-2006). Porém, uma consequência não intencional é que adultos mais velhos podem estar obtendo folato demais.

O folato, uma vitamina hidrossolúvel, não é armazenado no corpo; o excesso é eliminado pela urina. Entretanto, algumas pesquisas mostram que o fígado não metaboliza facilmente o ácido fólico (a forma usada nos alimentos enriquecidos e nos suplementos) na forma de folato que o organismo consegue usar; consequentemente, níveis altos de ácido fólico não metabolizado permanecem na corrente sanguínea. Um estudo feito com os participantes do projeto CHAP descobriu que as pessoas que ingeriam ácido fólico acima da dose diária recomendada de 400 microgramas apresentavam declínio cognitivo mais rápido. Resultados semelhantes foram obtidos num estudo que analisou os dados do Levantamento Nacional de Exames de Saúde e Nutrição dos Estados Unidos (NHANES – National Health and Nutricion Examination Survey), segundo o qual as pessoas com níveis baixos de $B_{12}$ e níveis altos de folato apresentavam pior desempenho cognitivo do que aquelas que tinham níveis normais de folato.

É possível absorver uma quantidade excessiva de $B_{12}$? A vitamina $B_{12}$ dos alimentos não é bem absorvida em até 30% dos adultos mais velhos, pois o estômago se torna menos ácido com o avanço da idade; porém, como a $B_{12}$ pode ser armazenada no fígado por um período de três a cinco anos, a deficiência dessa vitamina e o consequente prejuízo cognitivo podem ter começado a se desenvolver anos antes de serem revelados por sinais de anemia. Nesse caso, a suplementação é uma boa opção.

Em suma, as evidências atuais indicam que a deficiência de folato e vitamina $B_{12}$ acelera o declínio cognitivo, e que níveis baixos de folato também podem aumentar o risco de Alzheimer (essa relação não foi estabelecida para a $B_{12}$). Folato excessivo também pode acelerar o declínio cognitivo, sobretudo se os níveis de $B_{12}$ forem baixos. O folato encontrado naturalmente nos alimentos não faz com que os níveis desse nutriente fiquem altos, mas os suplementos vitamínicos e os alimentos feitos com cereais enriquecidos podem fazer.

De modo geral, corrigir a baixa ingestão de vitaminas do complexo B é uma preocupação em relação ao declínio cognitivo e à doença de Alzheimer, mas as pessoas que absorvem uma quantidade suficiente de folato e $B_{12}$ dos alimentos não necessariamente se beneficiam dos suplementos. Os próximos estudos clínicos randomizados deverão enfocar pessoas com baixa ingestão para realmente testar se existe uma sólida evidência de causa e efeito.

Nesse meio-tempo, o ideal são fontes alimentícias naturais de folato, e não suplementos ou alimentos enriquecidos. Os alimentos que fornecem folato naturalmente são hortaliças verde--escuro, como brócolis, espinafre, couve-de-bruxelas, alcachofra e couve; e leguminosas, como edamame, grão-de-bico, lentilha, feijão e ervilha. A vitamina $B_{12}$ só é encontrada naturalmente em alimentos de origem animal, como peixes e aves, mas está presente em leites de origem vegetal enriquecidos (p. ex., leite de soja, arroz e amêndoas) e na carne de soja.

---

### VOCÊ SABIA?

O folato também é conhecido como vitamina $B_9$, mas se tornou mais conhecido como folato – palavra derivada do latim *folium*, que significa folha – em 1940, quando constatou-se que a $B_9$ podia ser encontrada em verduras folhosas como espinafre, couve, alface lisa e acelga-chinesa (*bok choy*). Hoje sabemos que as leguminosas também são uma boa fonte de folato, especialmente a lentilha, o feijão e a ervilha.

---

# Flavonoides e carotenoides

O cérebro é um local bastante ativo, e toda essa atividade metabólica o coloca em risco de estresse oxidativo e lesão tecidual. As enzimas antioxidantes do organismo não estão tão disponíveis para o cérebro como os nutrientes antioxidantes dos alimentos, o que os torna especialmente importante para o cérebro em envelhecimento. A vitamina E, que tem propriedades antioxidantes, já foi detalhadamente descrita neste capítulo, mas existem duas outras classes de antioxidantes que podem ajudar: carotenoides e flavonoides. A dieta MIND é rica em flavonoides e carotenoides, sobretudo provenientes de verduras folhosas e frutas vermelhas.

Flavonoides são compostos polifenólicos biologicamente ativos importantes para a saúde e são encontrados naturalmente em diversos alimentos de origem vegetal, como frutas, hortaliças, chocolate, oleaginosas, vinho e chá. Há seis subclasses importantes de flavonoides: antocianinas, flavan-3-óis, flavonóis, flavanóis, flavanonas e isoflavonas. Eles são estudados quanto aos seus benefícios relacionados com doença cardiovascular, controle glicêmico e diabetes, alguns tipos de câncer e função cognitiva (os dados atuais são restritos). Algumas fontes importantes de flavonoides são frutas vermelhas, como mirtilo, morango, framboesa, sabugueiro (*elderberry*) e groselha-negra europeia (*black currant*); hortaliças, como berinjela e repolho-roxo; leguminosas, como grão-de-bico; cereais integrais, como quinoa; e outros alimentos, como chá preto, verde e *oolong*; laranja; *grapefruit*; limão; cebola; banana; tomate; e salsinha.

Carotenoides são pigmentos naturais nas cores amarela, verde, laranja e vermelha produzidos pelas plantas, muitos dos quais possuem propriedades antioxidantes. Os carotenoides mais comuns nos alimentos são alfa-caroteno, betacaroteno, licopeno, luteína, zeaxantina e beta-criptoxantina. O consumo de alimentos ricos em carotenoides está associado a menor risco de doenças cardiovasculares, alguns tipos de câncer, degeneração macular senil e catarata. Os carotenoides são mais bem-absorvidos com gordura, como azeite de oliva.

As principais fontes de carotenoides são:

- Verduras folhosas, como espinafre e couves.
- Hortaliças, como cenoura, batata-doce, pimentão vermelho, abóbora, couve-de-bruxelas e brócolis.
- Oleaginosas, como pistaches.
- Frutas, como damasco, melão cantaloupe, laranja, melancia e tomate.

Não há recomendações específicas para flavonoides ou carotenoides (a não ser os carotenoides que contribuem para a ingestão total de vitamina A), e a melhor maneira de garantir uma ingestão suficiente é comendo vegetais variados, inclusive vários tipos de hortaliças, oleaginosas, cereais integrais, leguminosas e frutas.

SEGUNDA PARTE

# Plano Alimentar da Dieta MIND

A dieta MIND só trará benefícios se for colocada em prática. Esta seção do livro irá lhe ajudar a criar o seu próprio plano alimentar. Só para lembrar, a dieta MIND tem 15 componentes: dez grupos alimentícios que devem ser consumidos e cinco que devem ser evitados. A pontuação mais alta da dieta é de 15 pontos. Você ganhará pontos por comer as quantidades certas dos alimentos bons e também por evitar os alimentos prejudiciais à saúde.

CAPÍTULO 6

# O QUE COMER E O QUE EVITAR

Para fins de referência, os participantes dos estudos da dieta MIND que tiveram as pontuações mais elevadas ingeriam cerca de 1.800 calorias por dia, mas as suas necessidades individuais podem ser maiores ou menores, dependendo das suas metas de atividade física e controle de peso. É melhor contar com a ajuda de um nutricionista para elaborar cardápios que atendam às suas necessidades. Seguem algumas diretrizes da dieta MIND que poderão servir de base.

| LISTA DE ALIMENTOS RECOMENDADOS: O QUE CONSUMIR NA DIETA MIND | |
|---|---|
| **Tamanho das porções** | ♦ Hortaliças: 1 xícara de verduras folhosas cruas, ½ xícara de verduras folhosas cozidas, ½ xícara de outras hortaliças. |
| | ♦ Cereais integrais: ½ xícara, cozidos |
| | ♦ Oleaginosas: 30 gramas (cerca de ¼ de xícara) |
| | ♦ Leguminosas: ½ xícara, cozidas |
| | ♦ Frutas vermelhas: ½ xícara de fruta fresca, ¼ de xícara de fruta seca |
| | ♦ Ave: 90 gramas, cozida (cerca de 120 a 150 gramas crua) |
| | ♦ Peixe: 90 gramas, cozido (cerca de 120 a 150 gramas cru) |
| | ♦ Azeite de oliva: 1 colher de sopa |
| | ♦ Vinho: 150 ml |
| **Diariamente** | ♦ 3 porções de cereais integrais |
| | ♦ 1 porção de hortaliças (não folhosas) |
| | ♦ 1 taça de vinho |
| | ♦ Azeite de oliva |
| **Quase todos os dias (6 dias/semana)** | ♦ 1 porção de verduras folhosas |
| **Quase todos os dias (5 dias/semana)** | Oleaginosas |
| **Dia sim, dia não (4 dias/semana)** | Leguminosas |
| **Duas vezes por semana (2 dias/semana)** | Frutas vermelhas 1 porção de ave (mas não frita) |
| **Uma vez por semana (1 dia/semana)** | 1 porção de peixe (mas não frito) |

Evite o máximo que puder os alimentos da lista a seguir. Se não conseguir eliminá-los totalmente, tente restringir seu consumo de acordo com as diretrizes abaixo. Quanto mais você conseguir evitar esses alimentos, melhor.

## LISTA DE ALIMENTOS QUE DEVEM SER EVITADOS: O QUE RESTRINGIR NA DIETA MIND

| | |
|---|---|
| **Tamanho das porções** | ◆ Manteiga ou margarina: 1 colher de sopa<br><br>◆ Guloseimas de confeitaria: bolos, tortas, biscoitos e doces: 30 a 150 gramas (veja o rótulo), aqui estão alguns exemplos:<br><br>  – Biscoitos: 2 unidades (30 gramas)<br><br>  – Bolos leves ou médios (como bolo de café, *donuts*, pão-de-ló): 1 *donut* médio (60 a 90 gramas)<br><br>  – Bolos pesados (como *cheesecake*, torta): 1 fatia (120 a 150 gramas)<br><br>◆ Sorvete: ½ xícara<br><br>◆ Carne vermelha: 90 gramas cozida (cerca de 120 a 150 gramas crua)<br><br>◆ Queijo integral: 30 gramas<br><br>◆ Frituras/*fast-food*: qualquer uma (como 1 porção média de batata frita) |
| **Evite diariamente** | ◆ 1 porção de manteiga ou margarina |
| **Evite quase todos os dias (5 dias/semana)** | ◆ 1 porção de guloseimas de confeitaria (bolos, tortas, biscoitos ou doces) |
| **Evite quase todos os dias (4 dias/semana)** | ◆ 1 porção de carne vermelha |
| **Evite na maior parte da semana (1 dia/semana)** | Quanto ao queijo, à fritura e ao *fast-food*, a recomendação é restringir a menos de uma vez por semana; portanto, se forem consumidos uma vez por semana, na semana seguinte terão de ser eliminados totalmente.<br><br>◆ 1 porção de fritura e/ou *fast-food*<br><br>◆ 1 porção de queijo integral |

# Pontuação

Antes de começar a fazer a dieta e com base no modelo MIND, seria interessante que você calculasse a pontuação da sua alimentação atual durante uma semana. Assim você terá um parâmetro, poderá acompanhar seu progresso a partir desse ponto, além de ser o suficiente para ajudar você a fazer mudanças na direção certa. Comece a acompanhar a sua alimentação usando a ficha de pontuação semanal da dieta MIND. Se precisar de uma ajuda mais detalhada, passe para as planilhas de planejamento das refeições.

Uma maneira simples de acompanhar seu progresso semanalmente é ticando cada porção dos alimentos da dieta MIND – de todos os 15 grupos – que você comeu/evitou em cada refeição. No final da semana, some seus pontos e veja como se saiu. Lembre-se de que, nos estudos da dieta MIND, as pessoas que ficaram nos dois terços superiores de pontuação não foram perfeitas. O grupo do terço superior fez de 8,5 a 12,5 pontos e o grupo do terço médio, de 7 a 8 pontos, e ambos obtiveram benefícios para a saúde do cérebro.

## Ficha de pontuação semanal da dieta MIND

Há dois métodos que você pode usar para marcar a sua pontuação. A pontuação mais alta de qualquer categoria é 1, tanto no Método 1 como no Método 2. Lembre-se das seguintes regras ao marcar seus pontos:

♦ As pontuações semanais de cereais integrais e manteiga precisam ser convertidas em médias diárias. Para fazer isso, basta dividir o total de porções semanais por sete.

♦ A pontuação do vinho se baseia rigorosamente numa taça de 150 ml por dia. Se você tomar mais de uma taça por dia, a pontuação será zero. A pontuação também será zero se você não tomar vinho. Você só ganhará pontos no vinho se tomar uma taça por dia, nem mais, nem menos.

♦ Quanto ao azeite de oliva, não há uma quantidade recomendada; a pontuação se baseia no fato de o azeite ser ou não usado como principal fonte de gordura. Para fins de simplificação, foi adicionada a recomendação de uma porção por dia.

## Método 1: simples

Descubra a sua pontuação simples adotando uma abordagem de aprovado/reprovado, ou seja, se você seguiu ou não a dieta MIND naquela semana. Esse método é mais rápido, mas é uma estimativa aproximada.

1. Insira o número de porções consumidas por grupo de alimentos, por dia.
2. Para responder à pergunta "você atingiu as metas?" – Marque um ponto para cada "S" (sim) ou 0 para cada "N" (não).
3. Some os pontos e compare com as metas da dieta MIND. (Tente fazer de 10 a 15 pontos, mas lembre-se de que mesmo uma pontuação de 7 a 8 produziu alguns benefícios. As pontuações mais altas da pesquisa ficaram na faixa de 8,5 a 12,5.)

## Método 2: detalhado

Calcule a sua pontuação detalhada comparando suas porções dos grupos de alimentos com as metas. Assim será mais exato.

1. Marque 1 ponto para cada "S" (sim).
2. Para cada "N" (não), use o "guia de pontuação detalhada" para ver onde a sua pontuação semanal ou média diária se encaixa (para cereais integrais e manteiga), depois marque 0 ou 0,5 ponto na coluna de pontuação detalhada. Para cada S, marque um ponto.
3. Some os pontos e compare com as metas da dieta MIND. (Tente fazer de 10 a 15 pontos, mas lembre-se de que mesmo uma pontuação de 7 a 8 produziu alguns benefícios. As pontuações mais altas da pesquisa ficaram na faixa de 8,5 a 12,5.)

| | | Metas semanais da dieta MIND por porções |
|---|---|---|
| **ALIMENTOS SAUDÁVEIS PARA O CÉREBRO** | Cereais integrais | 21 (3 por dia) |
| | Outras hortaliças | 7 (1 por dia) |
| | Verduras folhosas | 6 |
| | Oleaginosas | 5 |
| | Leguminosas | 3 |
| | Frutas vermelhas | 2 |
| | Aves | 2 |
| | Peixes | 1 |
| | Vinho | 7 (1 por dia) |
| | Azeite de oliva | 7 (1 por dia) |
| **ALIMENTOS PREJUDICIAIS PARA O CÉREBRO** | Manteiga ou margarina | <7 colheres de sopa |
| | Guloseimas de confeitaria | <5 |
| | Carne vermelha | <4 |
| | Queijo | <1 |
| | Frituras/*fast-food* | <1 |

| MODELO DE FICHA DE PONTUAÇÃO SEMANAL DA DIETA MIND | | | | | | | |
|---|---|---|---|---|---|---|---|
| **Semana de:** | **Dom** | **Seg** | **Ter** | **Qua** | **Qui** | **Sex** | **Sáb** | **Total semanal** |
| Cereais integrais | 3 | 3 | 2 | 4 | 1 | 2 | 0 | 15; 15/7 = 2,1) |
| Verduras folhosas | 0 | 2 | 1 | 0 | 1 | 2 | 0 | 6 |
| Outras hortaliças | 1 | 1 | 1 | 1 | 1 | 1 | 1 | 7 |
| Oleaginosas | 0 | 1 | 1 | 1 | 1 | 1 | 0 | 5 |
| Leguminosas | 2 | 0 | 0 | 0 | 0 | 0 | 0 | 2 |
| Frutas vermelhas | 0 | 0 | 1 | 0 | 0 | 1 | 0 | 2 |
| Aves | 0 | 0 | 0 | 1 | 0 | 0 | 1 | 2 |
| Peixes | 1 | 0 | 0 | 0 | 1 | 0 | 2 | 4 |
| Vinho | 1 | 1 | 1 | 0 | 0 | 0 | 0 | 3 |
| Azeite de oliva | 1 | 1 | 1 | 1 | 1 | 1 | 1 | 7 (1/d) |
| Manteiga ou margarina | 0 | 0 | 2 | 0 | 0 | 4 | 2 | 8 |
| Guloseimas de confeitaria e afins | 0 | 0 | 0 | 0 | 0 | 0 | 0 | <5 |
| Carne vermelha | 0 | 0 | 0 | 0 | 0 | 1 | 2 | 3 |
| Queijo integral | 1 | 0 | 0 | 0 | 0 | 1 | 1 | 3 |
| Fritura/fast-food | 0 | 0 | 0 | 1 | 0 | 0 | 0 | 1 |

| MODELO DE FICHA DE AVALIAÇÃO SEMANAL | | | | |
| --- | --- | --- | --- | --- |
| **Metas semanais da dieta MIND (Média diária)** | **Você atingiu as metas? (S/N)** | **Pontuação simples (0 ou 1)** | **Pontuação detalhada (0; 0,5 ou 1)** | **Guia de pontuação detalhada** |
| **Cereais integrais** 21 (3/d) | N | 0 | 0,5 | 0-1 = 0 <br> 1-2 = 0,5 <br> 3+ = 1 |
| **Verduras folhosas** 6 | S | 1 | 1 | 0-2 = 0 <br> 3-5 = 0,5 <br> 6+ = 1 |
| **Outras hortaliças** 7 | S | 1 | 1 | 0-4 = 0 <br> 5-6 = 0,5 <br> 7+ = 1 |
| **Oleaginosas** 5 | S | 1 | 1 | 0-0,25 = 0 <br> 0,25-4 = 0,5 <br> 5+ = 1 |
| **Leguminosas** 4 | N | 0 | 1 | 0 = 0 <br> 1-3 = 0,5 <br> 4+ = 1 |
| **Frutas vermelhas** 2 | S | 1 | 1 | 0 = 0 <br> 1 = 0,5 <br> 2+ = 1 |
| **Aves** 2 | S | 1 | 1 | 0 = 0 <br> 1 = 0,5 <br> 2+ = 1 |
| **Peixes** 1 | S | 1 | 1 | 0 = 0 <br> 0,25-0,75 = 0,5 <br> 1+ = 1 |

| | **Metas semanais da dieta MIND (Média diária)** | **Você atingiu as metas? (S/N)** | **Pontuação simples (0 ou 1)** | **Pontuação detalhada (0; 0,5 ou 1)** | **Guia de pontuação detalhada** |
|---|---|---|---|---|---|
| **MODELO DE FICHA DE AVALIAÇÃO SEMANAL** | | | | | |
| Vinho | 7 (1/d) | N | 0 | 0,5 | 0 ou >1/d = 0<br>1 / m ê s a 6/semana = 0,5<br>1/d = 1 |
| Azeite de oliva | 7 (1/d) | S | 1 | 1 | não usado = 0<br>não usado = 0,5<br>principal óleo usado = 1 |
| Manteiga ou margarina | <7/semana (<1colher de chá/d) | N | 0 | 0,5 | >2 c/d = 0<br>1-2 c/d = 0,5<br>0-0,99/d = 1 |
| Guloseimas de confeitaria e afins | <5 | S | 1 | 1 | 7+ = 0<br>5-6 = 0,5<br>0-4 = 1 |
| Carne vermelha | <4 | S | 1 | 1 | 7+ = 0<br>4-6 = 0,5<br>1 = 0-3 |
| Queijo integral | <1 | N | 0 | 0,5 | 7+ = 0<br>1-6 = 0,5<br>0-0,99 = 1 |
| Fritura/ fast-food | <1 | N | 0 | 0,5 | 4+ = 0<br>1-3 = 0,5<br>0-0,99 = 1 |
| Total de pontos | | | 9 | 12 | |
| Sua pontuação em % (Total de pontos/15) | | | 60% | 80% | |

**PONTUAÇÕES:** Tente fazer de 10 a 15 pontos, mas lembre--se de que mesmo uma pontuação de 7 a 8 produziu alguns benefícios. As pontuações mais altas da pesquisa ficaram na faixa de 8,5 a 12,5.

| FICHA DE PONTUAÇÃO SEMANAL DA DIETA MIND | | | | | | | | |
|---|---|---|---|---|---|---|---|---|
| Semana de: | Dom | Seg | Ter | Qua | Qui | Sex | Sáb | Total semanal |
| Cereais integrais | | | | | | | | |
| Verduras folhosas | | | | | | | | |
| Outras hortaliças | | | | | | | | |
| Oleaginosas | | | | | | | | |
| Leguminosas | | | | | | | | |
| Frutas vermelhas | | | | | | | | |
| Aves | | | | | | | | |
| Peixes | | | | | | | | |
| Vinho | | | | | | | | |
| Azeite | | | | | | | | |
| Manteiga ou margarina | | | | | | | | |
| Guloseimas de confeitaria e afins | | | | | | | | |
| Carne vermelha | | | | | | | | |
| Queijo integral | | | | | | | | |
| Fritura/*fast-food* | | | | | | | | |

| FICHA DE AVALIAÇÃO SEMANAL | | | | | |
|---|---|---|---|---|---|
| | Metas semanais da dieta MIND (Média diária) | Você atingiu as metas? (S/N) | Pontuação simples (0 ou 1) | Pontuação detalhada (0; 0,5 ou 1) | Guia de pontuação detalhada |
| Cereais integrais | | | | | 0-1 = 0<br>1-2 = 0,5<br>3+ = 1 |
| Verduras folhosas | | | | | 0-2 = 0<br>3-5 = 0,5<br>6+ = 1 |
| Outras hortaliças | | | | | 0-4 = 0<br>5-6 = 0,5<br>7+ = 1 |
| Oleaginosas | | | | | 0-0,25 = 0<br>0,25-4 = 0,5<br>5+ = 1 |
| Leguminosas | | | | | 0 = 0<br>1-3 = 0,5<br>4+ = 1 |
| Frutas vermelhas | | | | | 0 = 0<br>1 = 0,5<br>2+ = 1 |
| Aves | | | | | 0 = 0<br>1 = 0,5<br>2+ = 1 |
| Peixes | | | | | 0 = 0<br>0,25-0,75 = 0,5<br>1+ = 1 |

## FICHA DE AVALIAÇÃO SEMANAL

| Metas semanais da dieta MIND (Média diária) | Você atingiu as metas? (S/N) | Pontuação simples (0 ou 1) | Pontuação detalhada (0; 0,5 ou 1) | Guia de pontuação detalhada |
|---|---|---|---|---|
| Vinho | | | | 0 ou >1/d = 0<br>1/mês a 6/sem = 0,5<br>1/dia = 1 |
| Azeite de oliva | | | | não usado = 0<br>não usado = 0,5<br>principal óleo usado = 1 |
| Manteiga ou margarina | | | | >2 c/d = 0<br>1-2 c/d = 0,5<br>0-0,99/d = 1 |
| Guloseimas de confeitaria e afins | | | | 7+ = 0<br>5-6 = 0,5<br>0-4 = 1 |
| Carne vermelha | | | | 7+ = 0<br>4-6 = 0,5<br>1 = 0-3 |
| Queijo integral | | | | 7+ = 0<br>1-6 = 0,5<br>0-0,99 = 1 |
| Fritura/ fast-food | | | | 4+ = 0<br>1-3 = 0,5<br>0-0,99 = 1 |
| Total de pontos | | | | |
| Sua pontuação em % (Total de pontos/15) | | | | |

**PONTUAÇÕES:** Tente fazer de 10 a 15 pontos, mas lembre-se de que mesmo uma pontuação de 7 a 8 produziu alguns benefícios. As pontuações mais altas da pesquisa ficaram na faixa de 8,5 a 12,5.

CAPÍTULO 7

# PLANEJAMENTO DAS REFEIÇÕES

O planejamento das refeições é essencial e com um pouco de previsão e alguns recursos úteis, pode ser simples e eficaz colocar em prática e seguir a dieta MIND. O bom é que, ao contrário de outras dietas que pedem para você converter gramas de nutrientes em alimentos, a dieta MIND já se baseia em comida de verdade. Os pesquisadores assentaram as bases científicas. Você só precisa decidir o que vai para o seu prato, e os níveis de nutrientes serão uma consequência natural. As planilhas a seguir ajudarão você a organizar listas de alimentos e a ter ideia de cardápios para a semana. Algumas já estão preenchidas com exemplos, seguidas de modelos em branco para você colocar em prática a sua dieta MIND.

## Como planejar suas opções de alimentos

A planilha apresentada mais adiante está preenchida com opções de cada grupo alimentício. Ela traz uma série de opções para lhe dar algumas ideias. No entanto, na vida real é mais prático usar alguns alimentos em várias refeições, para reduzir o tempo gasto na cozinha. Por exemplo, se você assar couve-de-
-bruxelas para o jantar e sobrar um pouco, a sobra poderá ser

uma das porções de hortaliças do dia seguinte. Ou, se você fizer uma quantidade maior de arroz integral, pode separar uma porção para o almoço e duas para o jantar, para atingir as três porções diárias recomendadas.

Quando você preencher a sua própria planilha, o resultado deverá ser uma lista de alimentos de acordo com as diretrizes da dieta MIND e com suas preferências pessoais. A planilha é muito útil, pois se você souber o que tem no seu "armário" mental, começará naturalmente a planejar as refeições com uma série concreta de opções à mão. Essa etapa facilita muito o planejamento do cardápio.

| TAMANHO DAS PORÇÕES | |
| --- | --- |
| **Hortaliças** | 1 xícara de verduras folhosas cruas, ½ xícara de verduras folhosas cozidas, ½ xícara de outras hortaliças. |
| **Cereais integrais** | ½ xícara, cozidos |
| **Oleaginosas** | 30 gramas (cerca de ¼ de xícara) |
| **Leguminosas** | ½ xícara, cozidas |
| **Frutas vermelhas** | ½ xícara de fruta fresca, ¼ de xícara de fruta desidratada |
| **Ave** | 90 gramas cozida (120 a 150 gramas crua) |
| **Peixe** | 90 gramas, cozido (120 a 150 gramas cru) |
| **Azeite de oliva** | 1 colher de sopa |
| **Vinho** | 150 ml |
| **Manteiga ou margarina** | 1 colher de sopa |
| **Guloseimas de confeitaria e afins** | 30 a 150 gramas |
| **Carne vermelha** | 90 gramas cozida (120 a 150 gramas crua) |
| **Queijo integral** | 30 gramas |
| **Frituras/*fast-food*** | 1 porção normal (p. ex., uma porção média de batata frita) |

| MODELO DE PLANEJAMENTO ALIMENTAR DA DIETA MIND | | | |
|---|---|---|---|
| **Grupo de alimentos e porções por dia/semana** | **Dom** | **Seg** | **Ter** |
| **Cerais integrais (3/dia)** | Arroz integral Cevada Aveia | Trigo-sarraceno Milho Farro | Triguilho *Freekeh* *Einkorn* |
| **Hortaliças (não folhosas) 1/dia** | Brócolis | Cenoura | Batata-doce |
| **Verduras folhosas (6+/semana)** | Couve kale | Espinafre | Rúcula |
| **Oleaginosas (5+/semana)** | – | Pistache | Amêndoa |
| **Leguminosas (4+/semana)** | Feijão-preto | – | Feijão-carioca |
| **Frutas vermelhas (2+/semana)** | – | – | Mirtilo |
| **Aves (2+/semana)** | Peito de frango sem pele | – | – |
| **Peixes (1+/semana)** | – | – | Salmão (*in natura*) |
| **Azeite de oliva (use como principal gordura)** | 1 colher de sopa | 1 colher de sopa | 1 colher de sopa |
| **Vinho (1/dia)** | 150 ml de *chardonnay* | 150 ml de *cabernet sauvignon* | 150 ml de *pinot noir* |

| MODELO DE PLANEJAMENTO ALIMENTAR DA DIETA MIND | | | |
|---|---|---|---|
| **Qua** | **Qui** | **Sex** | **Sáb** |
| Painço<br>Quinoa branca<br>Centeio | Pipoca<br>Espelta<br>Sorgo | Macarrão integral<br>Teff<br>Arroz selvagem | Triticale<br>Arroz vermelho<br>Quinoa preta ou<br>vermelha |
| Couve-de-bruxelas | Vagem | Beterraba | Abobrinha-<br>-libanesa |
| Repolho | Couve-manteiga | Alface-romana | – |
| Noz | Noz-pecã | Avelã | – |
| – | Feijão-roxinho | – | Grão-de-bico |
| – | – | Morango | – |
| Carne de peru<br>magra moída | – | – | – |
| – | – | – | – |
| 1 colher de sopa | 1 colher de sopa | 1 colher de sopa | |
| 150 ml de *viognier* | 150 ml de *rosé* | 150 ml de *merlot* | 150 ml de<br>*sauvignon blanc* |

Evite o máximo possível estes alimentos. Exemplos das quantidades admissíveis estão listadas abaixo apenas como ilustração. Seria melhor eliminá-los totalmente. Quanto a queijos e *fast-food*, a recomendação é restringir o consumo a menos de uma vez por semana; portanto, se você comer estes alimentos uma vez por semana, na semana seguinte terá de cortá-los completamente da sua alimentação.

## MODELO DE PLANEJAMENTO ALIMENTAR DA DIETA MIND

| Grupo de alimentos e porções por dia/semana | Dom | Seg | Ter |
|---|---|---|---|
| Queijo integral (<1/semana) Máx: 0-1/semana | 30 g de queijo *cheddar* | – | – |
| Frituras/*fast-food* (<1/semana) Máx: 0-1/semana | – | 1 porção pequena de batata frita | – |
| Carne vermelha (<4/semana) Máx: 3/semana | – | – | 1 bife (90 g) |
| Guloseimas de confeitaria e afins (<5/semana) Máx: 4/semana | 2 biscoitos pequenos | Um *muffin* pequeno de mirtilo | – |
| Manteiga ou margarina (<1 colher de chá/dia) Máx: 6,99 colheres de chá/semana | 1 colher de chá de manteiga ou margarina | 1 colher de chá de manteiga ou margarina | 1 colher de chá de manteiga ou margarina |

## MODELO DE PLANEJAMENTO ALIMENTAR DA DIETA MIND

| Qua | Qui | Sex | Sáb |
|---|---|---|---|
| – | – | – | – |
| – | – | – | – |
| – | 1 hambúrguer pequeno | – | Almôndegas (90 g) |
| – | 1 *croissant* pequeno | – | 1 *brownie* pequeno |
| 1 colher de chá de manteiga ou margarina | 1 colher de chá de margarina ou margarina | 1 colher de chá de margarina ou margarina | 1 colher de chá de margarina ou margarina |

# Modelo de planejamento alimentar da dieta MIND

Use este modelo de planejamento alimentar para criar seus cardápios. É assim que deve ser uma semana de dieta MIND. Repleta de alimentos integrais e saudáveis, ela traz benefícios para o cérebro e para o coração, previne o diabetes e fornece energia duradoura que o deixará saciado e com bastante disposição, graças às fibras alimentares, que promovem saciedade, e ao equilíbrio de proteínas e gorduras saudáveis.

| MODELO DE PLANEJAMENTO ALIMENTAR DA DIETA MIND | | | |
| --- | --- | --- | --- |
| Dia | Dom | Seg | Ter |
| Café da manhã | Aveia prática de mirtilo e coco (p. 179) | Batida cremosa de frutas vermelhas (p. 180) | Batida verde (p. 181) |
| Lanche da manhã | Cookies de banana com gotas de chocolate (p. 290) | 15 g de pistaches | 30 g de amêndoas |
| Almoço | Salada de quinoa vermelha e feijão-branco com vinagrete (p. 202) | Sanduíche no pão sírio para viagem (p. 193) Salada fatuche (p. 237) | Sopa de frango com tortilhas (p. 252) |
| Lanche da tarde | Salada de rúcula e morango (p. 231) | 15 g de pistaches | ½ xícara de mingau de aveia |

## MODELO DE PLANEJAMENTO ALIMENTAR DA DIETA MIND

| Qua | Qui | Sex | Sáb |
|---|---|---|---|
| Ovo maravilha (p. 182) | Torrada com feijão-branco (p. 183) | Torrada com abacate (p. 184) | *Shake* de aveia, amêndoa e framboesa (p. 289) |
| 30 g de nozes | 15 g de pecãs | 15 g de avelãs | Pistaches com alecrim (p. 278) |
| Sopa de feijão-branco com macarrão integral (p. 257) | Cuscuz com melão, pistache e hortelã ao estilo mediterrâneo (p. 270) | Hamburguinhos de peito de peru com gengibre (p. 213) <br><br> Salada de couve kale, maçã e cenoura (p. 232) | Tigela nutritiva de edamame, amaranto e chimichurri (p. 196) |
| 3 xícaras de pipoca | 15 g de pecãs | 15 g de avelãs | Tomatinhos recheados com guacamole (p. 276) |

## MODELO DE PLANEJAMENTO ALIMENTAR DA DIETA MIND

| Dia | Dom | Seg | Ter |
|---|---|---|---|
| Jantar | Frango assado com erva-doce, cenoura e ameixa-seca (p. 209) <br><br> Pilaf de aveia com uva-do-monte (*cranberry*) e *pistache* (p. 265) <br><br> 150 ml de vinho | Truta com crosta de pistache (p. 223) <br><br> Salada de romã, abacate e quinoa (p. 244) <br><br> 150 ml de vinho | Tacos de peixe (p. 224) <br><br> Quinoa festiva (p. 271) <br><br> 150 ml de vinho |

| MODELO DE PLANEJAMENTO ALIMENTAR DA DIETA MIND | | | |
|---|---|---|---|
| **Qua** | **Qui** | **Sex** | **Sáb** |
| Tacos de peixe (p. 224) Quinoa festiva (p. 271) 150 ml de vinho | Bolo de quinoa e grão-de-bico (p. 200) Sopa de abóbora batã com *curry* e gengibre (p. 256) 150 ml de vinho | Salmão com crosta de amêndoas (p. 217) Triguilho com laranja (p. 268) 150 ml de vinho | Hambúrgueres de lentilha com pesto de castanha-de--caju (p. 198) Salada de *freekeh* com mirtilo (p. 267) 150 ml de vinho |

# Crie seus próprios cardápios: planilhas em branco

| Cardápio semanal | | | | | | |
|---|---|---|---|---|---|---|
| **Dia** | **Café da manhã** | **Lanche da manhã** | **Almoço** | **Lanche da tarde** | **Jantar** | **Alimentos da dieta MIND** |
| Domingo | | | | | | Cereais integrais: Hortaliça: Verduras folhosas: Oleaginosas: Frutas vermelhas: Aves: Peixes: Azeite de oliva: Vinho: |

| Cardápio semanal | | | | | | |
|---|---|---|---|---|---|---|
| Dia | Café da manhã | Lanche da manhã | Almoço | Lanche da tarde | Jantar | Alimentos da dieta MIND |
| Segunda | | | | | | Cereais integrais:<br>Hortaliças: Verduras folhosas:<br>Oleaginosas:<br>Frutas vermelhas:<br>Aves:<br>Peixes:<br>Azeite de oliva:<br>Vinho: |
| Terça | | | | | | Cereais integrais:<br>Hortaliças: Verduras folhosas:<br>Oleaginosas:<br>Frutas vermelhas:<br>Aves:<br>Peixes:<br>Azeite de oliva:<br>Vinho: |
| Quarta | | | | | | Cereais integrais:<br>Hortaliças: Verduras folhosas:<br>Oleaginosas:<br>Frutas vermelhas:<br>Aves:<br>Peixes:<br>Azeite de oliva:<br>Vinho: |

| Cardápio semanal | | | | | |
|---|---|---|---|---|---|
| Dia | Café da manhã | Lanche da manhã | Almoço | Lanche da tarde | Jantar | Alimentos da dieta MIND |
| Quinta | | | | | | Cereais integrais:<br>Hortaliças: Verduras folhosas:<br>Oleaginosas:<br>Frutas vermelhas:<br>Aves:<br>Peixes:<br>Azeite de oliva:<br>Vinho: |
| Sexta | | | | | | Cereais integrais:<br>Hortaliças: Verduras folhosas:<br>Oleaginosas:<br>Frutas vermelhas:<br>Aves:<br>Peixes:<br>Azeite de oliva:<br>Vinho: |
| Sábado | | | | | | Cereais integrais:<br>Hortaliças: Verduras folhosas:<br>Oleaginosas:<br>Frutas vermelhas:<br>Aves:<br>Peixes:<br>Azeite de oliva:<br>Vinho: |

# Segurança dos alimentos

Cozinhar é um ato de amor e generosidade. Você gosta de preparar pratos deliciosos e nutritivos, mas antes de qualquer coisa quer ter certeza de que ninguém vai adoecer por causa de erros relacionados com a segurança dos alimentos.

A segurança dos alimentos – da compra à preparação e ao armazenamento – é importante para todo mundo, mas, sobretudo, para crianças, idosos e aqueles que estejam com o sistema imunológico comprometido, bem como qualquer um que seja responsável por fornecer alimentação a esses grupos. O risco de intoxicação alimentar é mais alto para essas pessoas, e as consequências podem ser graves.

Esses grupos só devem comer carnes, peixes, aves e ovos bem cozidos; devem evitar brotos, sucos crus, leite cru e qualquer produto feito com leite não pasteurizado (essa categoria pode incluir, por exemplo, queijos *brie, camembert, asadero,* panela, branco e fresco; iogurte, cremes, sorvete e *frozen yogurt* feitos com leite não pasteurizado – leia o rótulo do produto); e aquecer frios para matar a bactérias do gênero Listeria.

Qualquer pessoa que trabalhe com alimentos deve seguir estas diretrizes gerais:

**1.** Lave bem as mãos e com frequência. Isso significa lavar as mãos com sabão durante pelo menos 20 segundos. Lave as mãos, no mínimo, antes de começar a cozinhar, depois de manusear carne crua e quando tiver terminado de preparar a comida. Embora lavar as mãos depois de manusear carne crua seja imprescindível, não custa nada fazer o mesmo entre uma preparação e outra (p. ex., entre picar uma cebola e cortar hortaliças), para evitar contaminação entre os alimentos.

2. Separe os alimentos que podem se contaminar entre si. Isso significa ter uma tábua de corte para carne crua e outra para frutas e hortaliças, bem como facas separadas. Se não for possível, lave e higienize bem as facas antes de usá-las em outro alimento. Além disso, é preciso enxaguar as frutas e hortaliças antes de colocá-las sobre a tábua de corte, para diminuir o risco de transferir bactérias para a tábua. Todas as tábulas de corte e facas devem ser cuidadosamente lavadas com água quente e sabão depois de usadas. Tábuas de corte velhas com ranhuras visíveis (onde as bactérias podem se esconder) devem ser trocadas. Limpe e higienize as bancadas e áreas de preparo antes e depois de cozinhar.

3. Fique atento à temperatura dos alimentos. Mantenha os alimentos quentes aquecidos (acima de 60°C), os alimentos frios resfriados (abaixo de 4°C) e os alimentos congelados em temperatura de congelamento (abaixo de 18°C). As bactérias amam se proliferar entre 4 e 60°C, e elas se multiplicarão nas condições certas. Não deixe comida preparada fora da geladeira por mais de duas horas. Em dias mais quentes, diminua esse tempo para no máximo uma hora. Verifique se a geladeira está mantendo uma temperatura de 4°C ou menos.

**4.** Fique atento à temperatura de cozimento. Carnes, aves e peixes crus devem ser cozidos em temperaturas seguras. Aves devem ser cozidas a 74°C. Peixes frescos devem ser cozidos a 63°C (no caso de crustáceos, cozinhe até que a carne fique opaca; no caso de mariscos, mexilhões e ostras, cozinhe até que a concha se abra). As carnes precisam ser cozidas a 63°C, exceto a carne moída, que precisa atingir 72°C. Os termômetros culinários são utensílios essenciais na cozinha, para confirmar a temperatura interna de cozimento.

**5.** Há uma maneira certa de refrigerar alimentos quentes. Guarde-os em recipientes pequenos e rasos, que fornecem uma área de superfície maior, permitindo que os alimentos esfriem de maneira rápida e uniforme. Além disso, as bactérias têm menos chance de encontrar um bom ambiente para crescer. A desvantagem é que quando se coloca alimentos quentes na geladeira, ela tem de trabalhar mais. Para minimizar esse efeito, coloque todos os alimentos quentes em seus devidos recipientes antes de abrir a porta da geladeira, depois coloque os recipientes na prateleira inferior da geladeira, na parte de trás (a parte mais fria) e feche rapidamente a porta.

**6.** Descongele os alimentos na geladeira ou no micro-ondas. Já se foi o tempo em que era considerado seguro descongelar os alimentos na bancada da cozinha.

**7.** Não encha demais a geladeira. É preciso que haja um pouco de espaço para que o ar frio circule e faça o seu trabalho. De qualquer maneira, é sempre bom verificar o conteúdo do refrigerador. Isso garante que você consuma regularmente os alimentos perecíveis e que não mantenha produtos com prazo de validade vencida escondidinhos na parte de trás. Pelo menos uma vez por semana, inspecione a geladeira para ver se tem algum alimento que precisa ser descartado.

8. Mantenha a pia e as bancadas da cozinha, as gavetas da geladeira, as gavetas de utensílios, os botões e puxadores livres de contaminação. Lave-os regularmente com sabão e água e troque ou higienize as esponjas de cozinha com frequência, pelo menos uma vez por semana. Esponjas embebidas podem ser colocadas no micro-ondas por 1 ou 2 minutos ou na lava-louça no ciclo de secagem quente, para ajudar a higienizá-las. Esponjas abrasivas podem ser saturadas com um quarto de xícara de água e colocadas no micro-ondas por 1 minuto; esponjas de celulose podem ser mergulhadas em ½ xícara de água e levadas ao micro-ondas por 2 minutos.

9. Lave todas as frutas e hortaliças, exceto se o rótulo disser que estão lavadas e prontas para consumo. Por outro lado, não lave peixes, carnes e aves, pois isso poderá disseminar as bactérias, em vez de eliminá-las.

## Verduras folhosas

As seguintes dicas são específicas para hortaliças, principalmente as verduras folhosas, que costumam ser consumidas cruas, pois os alimentos crus suscitam preocupações de segurança. As verduras folhosas são muito saudáveis, portanto vale a pena aprender técnicas simples para garantir que elas sejam consumidas sem medo. Trata-se de prevenir e evitar a introdução de bactérias nocivas – da horta ao garfo.

1. Da horta ao supermercado ou hortifrúti, o poder do consumidor está em escolher hortaliças de produtores e varejistas confiáveis.

2. Começando pelo supermercado, veja se as verduras estão em áreas refrigeradas e não compre folhas murchas ou com manchas marrons. Enquanto estiver fazendo compras e no caixa, mantenha as verduras dentro de sacos plásticos e separadas de carne e aves cruas.

3. Em casa, guarde as verduras folhosas numa geladeira limpa a 4°C ou menos. Não coloque as folhas perto de carnes cruas. Mantenha-as sempre acima da carne crua, para evitar que o suco da carne pingue sobre elas.

4. Lave as mãos por 20 segundos com água morna e sabão antes e depois de manusear as folhas frescas. As folhas externas podem ser descartadas, assim como qualquer parte que esteja danificada ou machucada.

5. Lave bem as verduras folhosas; isso ajuda a reduzir as bactérias que possam estar presentes, embora não as elimine totalmente. Enxágue todas as folhas, até mesmo as pequenas e mais apertadas do miolo da cabeça da alface. Mergulhe-as em água fria, agite-as delicadamente e espere alguns minutos para que os resíduos afundem; depois, retire-as, coloque-as num escorredor (isso é importante, pois se você simplesmente escoar a água os resíduos voltarão a se misturar com as folhas) e enxágue-as em água corrente. O processo de mergulhar e agitar as folhas na água antes de enxaguá-las pode ser repetido

duas ou três vezes no caso de folhas retorcidas (qualquer uma que não seja totalmente chata), como espinafre.

6. Se comprar folhas já lavadas, confirme se estão realmente higienizadas, pois as folhas embaladas parecem iguais, pré-lavadas ou não. Procure na embalagem os dizeres "pré-lavada" ou "pronta para o consumo". Tecnicamente, as folhas já higienizadas não precisam ser lavadas novamente em casa (elas são lavadas em instalações mais limpas que a cozinha doméstica). Se você pretende lavar as verduras folhosas em casa, é mais barato comprar folhas não lavadas.

7. O cozimento também ajuda a matar as bactérias nocivas, o que não se aplica às verduras folhosas, mas sim às folhas mais duras como couve e espinafre. Basta cozinhar essas verduras durante 15 segundos a 71°C para garantir um consumo seguro.

8. Saiba que as verduras orgânicas de produtores da região não são necessariamente mais seguras e devem ser tão higienizadas como quaisquer outras. Existem produtos antimicrobianos no mercado, mas não há provas de que eles são mais eficazes do que a lavagem normal em casa. Isso poderá mudar, à medida que forem desenvolvidos melhores produtos para uso doméstico e comercial.

## Abastecendo a despensa

Uma despensa bem abastecida é a base de qualquer refeição. Tenha mantimentos saudáveis à mão e você terá sempre refeições nutritivas. No caso de produtos vendidos em latas ou caixas, procure comprar latas isentas de BPA ou embalagens assépticas.

# Despensa

**Hortaliças:** milho, alho, cebola, batata, tomate (frescos ou enlatados, como tomate pelado ou em cubos, polpa de tomate e extrato de tomate), pimentões vermelhos em conserva.

**Oleaginosas:** amêndoas (inteiras, laminadas, pasta de amêndoas, leite de amêndoas), pistaches, nozes.

**Leguminosas:** feijão-preto, feijão-branco, feijão-carioca, feijão-roxinho, grão-de-bico.

**Peixes:** atum, filés ou pasta de anchovas.

**Cereais integrais:** cevada, arroz integral, trigo para quibe, farro, macarrão (integral, de vários formatos), milho de pipoca, quinoa, aveia, arroz selvagem.

**Óleo:** azeite de oliva extravirgem, óleo de semente de uva.

**Vinho:** tinto (*cabernet sauvignon*, *pinot noir*), branco (*chardonnay*, *riesling*, *sauvignon blanc*).

**Outros:** ervas e temperos (pimenta *chili*, pimenta vermelha em flocos, *curry*, canela, cominho, gengibre, orégano, pimenta--do-reino, alecrim, sal, tomilho).

**Outros:** vinagres (destilado, de maçã, de vinho tinto, de arroz, de *champagne*, balsâmico).

**Outros:** alcaparras ou azeitonas, lentilhas, caldo de legumes com baixo teor de sódio, caldo de frango com baixo teor de sódio, café, chá.

# Freezer

**Hortaliças:** brócolis, cenoura, edamame, vagem, ervilha.

**Verduras folhosas:** couve, espinafre.

**Oleaginosas:** amêndoas, pistaches, nozes.

**Frutas vermelhas:** mirtilos, framboesas, morangos.

**Aves:** peito de frango desossado e sem pele; carne moída de peru .

**Peixes:** salmão, camarão.

**Cereais integrais:** milho, arroz vermelho.

## Geladeira

**Hortaliças:** pimentão, brócolis, cenoura, couve-flor, salsão, alho, gengibre, cebola, tomate.

**Verduras folhosas:** rúcula, couve, espinafre.

**Outros:** molho de pimenta, limão, mostarda (Dijon, integral), molho de soja.

TERCEIRA PARTE

# Receitas

Esta é uma dieta simples. Não é preciso contar calorias nem evitar uma longa lista de alimentos. A dieta MIND se baseia em alimentos, e não em nutrientes específicos nem regras excessivamente prescritivas. É a comida do dia a dia. Basta seguir suas diretrizes básicas – comer os alimentos dos dez grupos que fazem bem para o cérebro, evitar os alimentos dos cinco grupos que são prejudiciais para o cérebro – e ficar tranquilo, pois existem evidências científicas dos benefícios dessa dieta para a saúde cerebral e a nutrição de modo geral.

Este capítulo contém 75 receitas. Mais de 25 dos maiores especialistas em nutrição dos Estados Unidos, que amam a boa alimentação e um estilo de vida saudável, compartilham suas receitas preferidas. Todas elas trazem informações nutricionais por porção e uma lista dos alimentos da dieta MIND, portanto é fácil de ver quais grupos estão representados.

Muitas dessas receitas têm um toque mediterrâneo e correspondem naturalmente com a dieta MIND. Mas isso não significa que outras tradições culinárias não sejam compatíveis com esta dieta: existem muitas opções – de tacos a pratos condimentados com molho Sriracha – que são versáteis e podem se adequar a praticamente qualquer culinária que agrade ao seu paladar.

# CAFÉ DA MANHÃ

## Aveia prática de mirtilo e coco

Um café da manhã delicioso e saudável, aveia prática feita com mirtilo e coco, pode ser preparado na noite anterior. Leva apenas alguns minutos para prepará-la e, depois, ela "cozinha" na geladeira de um dia para o outro. Esta receita tem proteína e cálcio proveniente do iogurte grego, fibras da aveia integral e a doçura natural da fruta e do coco. Encontre este café da manhã simples e bonito prontinho à sua espera na geladeira quando acordar pela manhã.

**Alimentos da dieta MIND:** fruta vermelha, cereal integral

**Rendimento:** 2 porções

**Tempo:** 5 minutos para preparar; +5 horas de refrigeração

**Grau de dificuldade:** fácil

¾ de xícara de mirtilos congelados

½ banana

¾ de xícara de iogurte grego natural

½ xícara de água

¾ de xícara de aveia em flocos

3 colheres (sopa) de coco ralado sem açúcar

Bata no liquidificador os mirtilos, a banana, o iogurte e a água até obter uma mistura homogênea. Despeje a mistura numa tigela e acrescente a aveia e o coco. Divida em dois recipientes, cubra e leve à geladeira por pelo menos 5 horas ou de um dia para o outro.

**Informações nutricionais:** 270 calorias; 5 g de gordura total; 3 g de gordura saturada; 15 g de proteína; 43 g de carboidrato; 6 g de fibras.

Receita fornecida por Amber Ketchum, MDS, RD | www.homemadenutrition.com.

# Batida cremosa de frutas vermelhas

Esta batida contém as frutas vermelhas mais estudadas devido aos benefícios para a saúde cerebral. A proteína extra é fornecida pela pasta de amêndoas e pelo *tofu* macio, um tipo de *tofu* de sabor suave e que se incorpora perfeitamente a sopas e batidas, adicionando uma cremosidade rica em proteína, vegetariana e sem produtos lácteos.

**Alimentos da dieta MIND:** frutas vermelhas, oleaginosas, leguminosas

**Rendimento:** 2 porções

**Tempo:** 5 minutos

**Grau de dificuldade:** fácil

1 xícara de morangos frescos ou congelados

1 xícara de mirtilos frescos ou congelados

½ xícara de *tofu* macio, escorrido

1 colher (sopa) de pasta de amêndoas

½ xícara de leite de amêndoas e coco sem açúcar

1 cubo de gelo (opcional)

Bata bem todos os ingredientes no liquidificador. Para uma batida mais gelada ou de consistência mais rala, acrescente mais cubos de gelo a gosto.

**Informações nutricionais:** 180 calorias; 8 g de gordura total; 1 g de gordura saturada; 6 g de proteína; 24 g de carboidrato; 5 g de fibras.

# Batida verde

Essa é uma maneira refrescante de acrescentar verduras folhosas à sua alimentação.

**Alimentos da dieta MIND:** fruta vermelha; verdura folhosa

**Rendimento:** 1 porção

**Tempo:** 5 minutos

**Grau de dificuldade:** fácil

1 xícara de mirtilos frescos ou congelados

1 xícara de espinafre *baby* fresco ou ½ xícara de espinafre congelado

1 xícara de leite de amêndoas

1 colher (sopa) de chia

Bata todos os ingredientes no liquidificador até obter uma mistura homogênea.

**Informações nutricionais:** 210 calorias; 8 g de gordura total; 1 g de gordura saturada; 5 g de proteína; 33 g de carboidrato; 11 g de fibras.

## Ovo maravilha

Este café da manhã supersimples é rápido e fácil de preparar, perfeito para os dias em que você não tiver muito tempo.

**Alimentos da dieta MIND:** hortaliça, azeite de oliva
**Rendimento:** 1 porção
**Tempo:** 3 minutos
**Grau de dificuldade:** fácil

1 ovo

3 tomates-cereja cortados ao meio

1 colher (chá) de azeite de oliva extravirgem

Sal e pimenta-do-reino a gosto

Quebre o ovo num ramequim de 10 cm de diâmetro. Bata o ovo com um garfo para incorporar bastante ar, o que resultará num ovo cozido mais fofo. Leve ao micro-ondas por 45 a 60 segundos. Retire o ramequim cuidadosamente do micro-ondas, pois ele estará quente. Cubra com as metades de tomate-cereja,

regue com um fio de azeite e salpique com sal e pimenta-do-
-reino moída na hora. Bom apetite!

**Informações nutricionais:** 120 calorias; 10 g de gordura total;
2 g de gordura saturada; 7 g de proteína; 2 g de carboidrato;
1 g de fibras.

# Torrada com feijão-branco e tomate

O café da manhã pode ser simples e rápido. Num instante,
esta receita vai deixá-lo cheio de energia e pronto para começar
o dia.

---

**Alimentos da dieta MIND:** cereal integral; leguminosas,
azeite de oliva
**Rendimento:** 1 porção
**Tempo:** 5 minutos
**Grau de dificuldade:** fácil

---

1 fatia de pão integral
1 lata de feijão-branco (450 gramas), escorrido e enxaguado
4 colheres (chá) de azeite de oliva extravirgem, divididas
Suco de 1 limão-taiti
Sal e pimenta-do-reino a gosto
5 tomates-cereja cortados ao meio

Coloque o pão na torradeira. Nesse meio-tempo, bata no
liquidificador o feijão, 3 colheres de chá de azeite, o suco de
limão, o sal e a pimenta até obter uma mistura com consistência
de purê, parecido com *homus*. Se necessário, acrescente mais

azeite até obter a consistência desejada. Espalhe duas colheres de sopa desse purê sobre a torrada, cubra com os tomatinhos e regue com uma colher de chá de azeite. Acrescente um pouco mais de pimenta-do-reino a gosto. O restante pode ser guardado na geladeira e consumido em até cinco dias. Você pode repetir essa receita ou usar o purê como guarnição para mergulhar palitinhos de cenoura, salsão, pepino ou pimentão.

**Informações nutricionais:** 200 calorias; 8 g de gordura total; 1 g de gordura saturada; 8 g de proteína; 27 g de carboidrato; 6 g de fibras.

# Torrada com abacate

Transformar o abacate no astro de qualquer refeição é uma receita para se deleitar e promover a saúde, graças às suas saudáveis gorduras insaturadas. Escolha frutos firmes, de alta qualidade e de acordo com excelentes práticas de cultivo. A cebola roxa, a pimenta-vermelha em flocos (seca) e o suco de limão dão um toque especial à esta receita.

**Alimentos da dieta MIND:** cereal integral, azeite de oliva

**Rendimento:** 4 porções

**Tempo:** 5 minutos

**Grau de dificuldade:** fácil

4 fatias de pão integral

1 abacate (avocado) amassado

½ cebola roxa pequena finamente fatiada

2 colheres (chá) de azeite de oliva extravirgem

½ colher (chá) de pimenta vermelha em flocos

Sal e pimenta-do-reino a gosto

1 limão-taiti cortado em quatro

Toste as fatias de pão no ponto que desejar. Distribua o abacate amassado de maneira uniforme entre as quatro torradas e, por cima, acrescente as rodelas de cebola roxa. Regue com azeite, salpique pimenta-vermelha e tempere com sal e pimenta-do-reino a gosto. Sirva cada fatia acompanhada de um quarto de limão, que deve ser espremido sobre a torrada na hora de comer. **Informações nutricionais:** 150 calorias; 8 g de gordura total; 1 g de gordura saturada; 4 g de proteína; 16 g de carboidrato; 4 g de fibras.

# Fritada de inverno

Esta fritada de inverno contém alimentos saudáveis como batata-doce, couve-de-bruxelas e cebola.

**Alimentos da dieta MIND:** hortaliças, azeite de oliva

**Rendimento:** 6 porções

**Tempo:** 15 minutos para preparar; 1 hora e 5 minutos para cozinhar

**Grau de dificuldade:** fácil

2 xícaras de batata-doce cortada em cubos

1 xícara de couves-de-bruxelas cortadas em quatro

1 xícara de cebola grosseiramente picada

6 dentes de alho bem picadinhos

¼ de xícara de alecrim fresco grosseiramente picado, dividido
em duas partes

2 colheres (sopa) de azeite de oliva extravirgem, dividido em
duas partes

Sal e pimenta-do-reino a gosto

6 ovos

Preaqueça o forno a 200°C. Numa tigela grande, coloque a batata, a couve-de-bruxelas, a cebola, o alho, metade do alecrim, 1 colher de sopa de azeite, sal e pimenta-do-reino a gosto (de preferência, somente uma pitadinha).

Misture todos os ingredientes até que os cubos de batata--doce e a couve-de-bruxelas estejam cobertos por igual. É mais fácil misturar com as mãos e usar luvas descartáveis de cozinha faz menos bagunça. Transfira o conteúdo da tigela para uma assadeira grande, formando uma única camada, e asse por 45 minutos ou até que a batata esteja totalmente cozida (para saber, espete um cubinho de batata do centro da assadeira com um palito, deixe esfriar um pouco e prove o ponto).

Enquanto isso, bata levemente os ovos numa tigela média e tempere com sal e pimenta-do-reino. Reserve. Quando a mistura de batata-doce e couve-de-bruxelas estiver quase pronta, aqueça o restante do azeite de oliva (1 colher) em fogo médio numa frigideira de 30 cm de diâmetro que possa ir ao forno, transfira a mistura de batata-doce e couve-de-bruxelas para a frigideira, despeje por cima os ovos e misture bem.

Reduza a temperatura do forno para 180°C. Coloque a frigideira no forno e asse por 4 a 5 minutos até que o ovo comece a endurecer. As bordas começarão a se desprender da frigideira. Salpique o restante do alecrim e asse por 15 minutos, até que a fritada esteja firme. Deixe descansar por 2 minutos antes de servir. Para reduzir o tempo de cozimento, você pode assar as hortaliças na véspera. Outra opção é usar as sobras de hortaliças assadas de outra refeição para preparar essa receita simples de fritada.

**Informações nutricionais:** 190 calorias; 10 g de gordura total; 2 g de gordura saturada; 8 g de proteína; 18 g de carboidrato; 4 g de fibras.

# Fritada de primavera

Esta fritada de primavera celebra os ovos, uma proteína barata e de rápido cozimento para preparar refeições fáceis. A fritada é uma maneira simples de preparar um café da manhã, almoço ou jantar saboroso, seja quente, em temperatura ambiente, ou até mesmo frio.

**Alimentos da dieta MIND:** oleaginosa, azeite de oliva, hortaliças

**Rendimento:** 6 porções

**Tempo:** 10 minutos para preparar; 20 minutos para cozinhar

**Grau de dificuldade:** fácil

¼ de xícara de amêndoas laminadas

6 ovos batidos

¼ de xícara de bulbo de cebolinha-verde picado (a parte branca)

½ colher (chá) de pimenta-do-reino

1 pitada de sal

1 colher (sopa) de azeite de oliva extravirgem

½ xícara de aspargos cortados em pedaços de uns 2,5 cm

1 colher (sopa) de salsinha fresca picada

2 colheres (sopa) de cebolinha-verde picada (a parte verde) para enfeitar (opcional)

Preaqueça o forno a 180°C. Numa frigideira pequena, toste as amêndoas laminadas em fogo médio, mexendo constantemente até que exalem seu aroma e fiquem levemente douradas. Não deixe dourar demais ou queimar. Reserve. Numa tigela média, bata ligeiramente os ovos, adicione a parte branca da cebolinha e tempere com sal e pimenta-do--reino. Reserve. Aqueça o azeite em fogo médio numa frigideira de 30 cm de diâmetro que possa ir ao forno. Refogue os aspargos até que comecem a exalar seu aroma, por 3 ou 4 minutos. Despeje a mistura de ovos na frigideira e mexa. Cozinhe por 4 a 5 minutos até que o ovo comece a endurecer; as bordas começarão se desprender da frigideira. Salpique a salsinha, as amêndoas laminadas e a cebolinha-verde. Coloque a frigideira no forno e asse por 15 minutos ou até que a fritada esteja firme. Deixe descansar por 2 minutos antes de servir.

**Informações nutricionais:** 130 calorias; 10 g de gordura total; 2 g de gordura saturada; 8 g de proteína; 2 g de carboidrato; 1 g de fibras.

# Fritada de verão

O verão tem cheiro de manjericão e gosto de milho, o que significa que esta fritada será uma favorita da estação.

**Alimentos da dieta MIND:** azeite de oliva, hortaliças, ave
**Rendimento:** 6 porções
**Tempo:** 10 minutos para preparar; 30 minutos para cozinhar
**Grau de dificuldade:** fácil

6 ovos

Sal e pimenta-do-reino a gosto

4 colheres (chá) de azeite de oliva extravirgem, divididas

½ cebola pequena finamente fatiada

½ xícara de abobrinha ralada no ralo grosso

½ xícara de milho fresco, em conserva ou congelado

1 pimentão vermelho médio cortado em cubinhos

1 xícara de peito de frango cozido e desfiado

2 colheres (sopa) de manjericão fresco picado, divididas

6 folhinhas de manjericão para guarnecer (opcional)

Preaqueça o forno a 180°C. Numa tigela média, bata ligeiramente os ovos e tempere com sal e pimenta-do-reino. Reserve. Numa frigideira de 30 cm de diâmetro que possa ir ao forno, aqueça 2 colheres de chá de azeite e refogue a cebola, a abobrinha, o milho e o pimentão até murcharem, por 3 a 5 minutos. Retire a frigideira do fogo e transfira o conteúdo para um escorredor, para drenar o excesso de líquido. Pressione delicadamente as hortaliças com uma colher de pau para ajudar na drenagem.

Nesse meio-tempo, volte a frigideira vazia para o fogo e aqueça as 2 colheres de chá restantes de azeite em fogo médio. Refogue o frango e metade do manjericão picado por 1 a 2 minutos. Adicione as hortaliças escorridas e mexa por mais 1 minuto.

Despeje os ovos batidos e o restante do manjericão e mexa delicadamente. Cozinhe por 4 a 5 minutos para que o ovo comece a endurecer; as bordas começarão a se desprender da frigideira. Coloque a frigideira no forno e asse por 15 minutos ou até que a fritada esteja firme. Deixe descansar por 2 minutos antes de servir. Se desejar, enfeite com folhas de manjericão.

**Informações nutricionais:** 180 calorias; 9 g de gordura total; 2 g de gordura saturada; 15 g de proteína; 8 g de carboidrato; 1 g de fibras.

# Fritada de outono

Esta fritada substanciosa reúne o sabor terroso da couve e dos cogumelos com o sabor suave do feijão-branco.

**Alimentos da dieta MIND:** azeite de oliva, verdura folhosa, hortaliças, leguminosas

**Rendimento:** 6 porções

**Tempo:** 10 minutos para preparar; 30 minutos para cozinhar

**Grau de dificuldade:** fácil

6 ovos

1 colher (sopa) de azeite de oliva extravirgem

½ cebola pequena finamente fatiada

1 maço de couve picadinha

120 gramas de cogumelo Portobello *baby* fatiado

1 xícara de feijão-branco enlatado, escorrido e enxaguado

1 colher (chá) de sálvia desidratada

1 limão-taiti pequeno para espremer sobre o prato pronto (opcional)

Sal e pimenta-do-reino a gosto

Preaqueça o forno a 180°C. Numa tigela média, bata ligeiramente os ovos e tempere a gosto com sal e pimenta-do-reino. Reserve. Aqueça o azeite em fogo médio numa frigideira de 30 cm de diâmetro que possa ir ao forno e refogue a cebola até que ela exale seu aroma, por 2 ou 3 minutos. Acrescente a couve e os cogumelos e refogue até murchar, por 3 a 5 minutos. Junte o feijão, a sálvia e tempere com 1 pitada de sal e pimenta-do-reino. Misture bem todos os ingredientes, até que o feijão esteja quente, por 2 a 3 minutos. Despeje os ovos batidos na frigideira e mexa delicadamente. Cozinhe por 4 a 5 minutos até que o ovo comece a endurecer e as bordas se desprendam da frigideira. Ponha a frigideira no forno e asse por aproximadamente 15 minutos, até que a fritada esteja firme. Deixe descansar por 2 minutos antes de servir. Se desejar, esprema o limão sobre o prato pronto.

**Informações nutricionais:** 140 calorias; 7 g de gordura total; 2 g de gordura saturada; 10 g de proteína; 9 g de carboidrato; 2 g de fibras.

# Fritada com tomate-cereja e alecrim

Numa variação do tema de fritadas assadas, esta versão utiliza uma frigideira menor, uma quantidade menor e o *broiler* para um cozimento rápido. É perfeita para um *brunch* mais íntimo ou quando você quiser preparar uma refeição rápida somente para uma pessoa e ter uma porção extra.

**Alimentos da dieta MIND:** azeite de oliva, hortaliças
**Rendimento:** 2 porções
**Tempo:** 10 minutos para preparar; 30 minutos para cozinhar
**Grau de dificuldade:** fácil

1 colher (sopa) de azeite e oliva extravirgem
½ cebola pequena picada
½ xícara de tomates-cereja cortados em quatro
1 colher (sopa) de alecrim fresco picado, dividida
4 ovos batidos
Sal e pimenta-do-reino (opcional)

Preaqueça o *broiler* (grelha) do forno. Numa frigideira de 20 cm de diâmetro que possa ir ao forno, aqueça o azeite em fogo moderado (baixo a médio) e refogue a cebola até que ela exale seu aroma, por 1 a 2 minutos. Acrescente o tomate-cereja até que o líquido comece a ferver, por 2 a 3 minutos. Tempere com sal e pimenta-do-reino, se desejar. Acrescente a maior parte do alecrim e mexa por mais 1 minuto (o restante do alecrim será usado para enfeitar).

Despeje os ovos batidos na frigideira e mexa delicadamente para distribuir os ingredientes de maneira uniforme. Cozinhe até que bolhas atinjam a superfície e as bordas comecem a se desprender da frigideira. Desligue o fogo.

Salpique o resto do alecrim e, se desejar, coloque mais 1 pitada de sal e pimenta-do-reino. Retire a frigideira do *broiler* e deixe descansar por 1 ou 2 minutos antes de servir.

**Informações nutricionais:** 280 calorias; 17 g de gordura total; 4 g de gordura saturada; 14 g de proteína; 8 g de carboidrato; 2 g de fibras.

# PRATO PRINCIPAL

## Sanduíche no pão sírio para viagem

Este sanduíche é muito fácil de fazer e perfeito depois de um longo dia quando não se tem muito tempo para cozinhar. É também uma maneira de comer hortaliças quando se quer um almoço rápido saudável. Se você está com fome e quer algo crocante e que sacie a fome, achou o que queria. E se quiser um sanduíche fácil de preparar para colocar na lancheira do seu filho, faça este e depois fatie um ovo cozido, embrulhe em papel alumínio e deixe que ele acrescente o ovo ao sanduíche na hora em que for comer.

**Alimentos da dieta MIND:** cereal integral, verduras folhosas, hortaliças, leguminosas
**Rendimento:** 2 sanduíches
**Tempo:** 5 minutos (mais 15 minutos caso queira cozinhar o ovo)
**Grau de dificuldade:** fácil

1 pão sírio (pita) integral

2 xícaras de verduras mistas para salada, alface-romana ou

salada do talo ralado do brócolis

2 colheres (chá) de pimenta jalapeño ou pimentão verde

4 pedaços de tomate seco

2 colheres (sopa) de *homus* comprado pronto

1 ovo cozido (opcional)

Depois de cortar o pão sírio ao meio, ponha-o na torradeira se quiser que ele fique levemente crocante. Coloque em cada metade do pão: 1 xícara de folhas mistas de alface, 1 colher de chá de pimenta jalapeño ou pimentão verde, 2 pedaços de tomate seco, 1 colher de *homus* e metade do ovo cozido (opcional). Embrulhe em papel alumínio ou saquinho com fecho hermético, tipo *zip lock*, e leve com você!

**Dica:** para cozinhar o ovo, coloque-o numa panela pequena com água fria e deixe levantar fervura. Desligue o fogo, tampe a panela e deixe descansar por 12 minutos. Tire o ovo da água quente, mergulhe-o em água com gelo e descasque.

Experimente usar salada de talo ralado de brócolis nesta receita. O talo do brócolis se parece com cenoura ralada, porém sua cor é verde. É uma das melhores invenções para tornar a nossa refeição mais saborosa.

**Informações nutricionais:** 190 calorias; 5 g de gordura total; 1 g de gordura saturada; 11 g de proteína; 28 g de carboidrato; 6 g de fibras.

Receita fornecida por Lyssie Lakatos e Tammy Lakatos Shames, RD, CDN e CFT, conhecidas também como

The Nutrition Twins® | www.nutritiontwins.com

# Sanduíche de abacate e ovo

Este sanduíche é um almoço simples e rápido de preparar. Ele incorpora as gorduras saudáveis para o coração contidas no abacate, com proteína de excelente qualidade, bem como as propriedades anti-inflamatórias do *curry*, (graças à curcumina da cúrcuma e à vitamina C do suco fresco de limão).

**Alimentos da dieta MIND:** cereal integral
**Rendimento:** 1 sanduíche
**Tempo:** 15 minutos
**Grau de dificuldade:** fácil

1 ovo duro cozido, picado
¼ de abacate (avocado) picado
1 ramo de cebolinha-verde picadinha
½ limão-taiti espremido
½ colher (chá) de *curry* em pó
1 pitada de sal
1 *muffin* integral tostado

Enquanto o ovo cozinha, misture o abacate, a cebolinha, o suco de limão, o *curry* e o sal numa tigela pequena. Acrescente o ovo e mexa delicadamente até ficar bem incorporado. Corte o *muffin* ao meio, distribua esse recheio numa das metades e tampe com a outra metade.

**Informações nutricionais:** 310 calorias; 14 g de gordura total; 3 g de gordura saturada; 14 g de proteína; 37 g de carboidrato; 10 g de fibras.

Receita fornecida por Vicki Shanta Retelny, RDN e LDN
www.simplecravingsrealfood.com

## Tigela nutritiva de edamame, amaranto e *chimichurri*

Uma tigela nutritiva é uma refeição completa e perfeitamente balanceada num só prato. Esta enorme salada contém muitas hortaliças coloridas, verduras de folhas escuras, cereais integrais ricos em fibras alimentares, gordura saudável para o coração (azeite de oliva) e proteína vegetal (edamame, amaranto). Você vai gostar muito! É um verdadeiro brinde à sua vitalidade, às suas papilas gustativas e à sua felicidade.

**Alimentos da dieta MIND:** hortaliças, verduras folhosas, leguminosas, cereais integrais, azeite de oliva

**Rendimento:** 4 porções

**Tempo:** 8 minutos para preparar; 20 minutos para cozinhar

**Grau de dificuldade:** fácil

2 ½ xícaras de água

1 colher (sopa) de caldo de legumes granulado

1 xícara de amaranto

1 abobrinha (italiana ou libanesa) cortada em rodelas

1 couve-flor pequena separada em buquês

1 cebola roxa fatiada

1 pimentão vermelho cortado em 12 fatias grossas

Óleo em *spray*

2 xícaras de edamame sem casca

1 maço de espinafre picado

1 cenoura ralada

**Molho *chimichurri***

1 maço de coentro

Suco de 1 limão-taiti

1 dente de alho

1 colher (sopa) de azeite de oliva extravirgem

Sal a gosto

Preaqueça o forno a 200°C. Numa tigela media, ferva a água com o caldo de legumes. Coloque o amaranto e cozinhe por 20 minutos, até que a água seja absorvida.

Enquanto o amaranto está cozinhando, faça o *chimichurri*: bata o coentro, o suco de limão, o alho, o azeite e o sal no processador de alimentos. É um molho espesso.

Numa tigela média, misture metade desse molho com a abobrinha, a couve-flor, a cebola e o pimentão. Coloque as hortaliças numa assadeira untada com óleo em *spray* e asse por 20 minutos.

Quando o amaranto e as hortaliças estiverem prontos, retire do fogo e do forno. Numa tigela grande, misture o amaranto cozido, as hortaliças assadas, o edamame, o espinafre e a cenoura com o restante de molho *chimichurri*. Sirva.

**Informações nutricionais:** 370 calorias; 11 g de gordura total; 2 g de gordura saturada; 19 g de proteína; 54 g de carboidrato; 13 g de fibras.

Receita fornecida por Sarah Koszyk, MA,
Nutricionista Registrada (RDN) | www.sarahkoszyk.com

# Hambúrgueres de lentilha com pesto de castanha-de-caju

Estes hambúrgueres de lentilha são muito fáceis de fazer. Servidos com molho pesto cremoso de castanha-de-caju, rúcula e manjericão, são elegantes o bastante para serem oferecidos num jantar para os amigos. Além disso, são excelentes como "sobras" ou até mesmo como hambúrgueres vegetarianos e pesto servidos em pão integral.

> **Alimentos da dieta MIND:** hortaliças, verduras folhosas, oleaginosas, cereais integrais, azeite de oliva
> **Rendimento:** 10 hambúrgueres e 12 porções de molho pesto
> **Tempo:** 3 horas e 5 minutos para fazer o pesto; 15 minutos para preparar; 1 hora e 15 minutos para cozinhar
> **Grau de dificuldade:** médio

### Hambúrgueres de lentilha:

1 xícara de lentilha verde crua

3 xícaras de caldo de legumes

1 colher (sopa) de chia

2 cenouras médias raladas

1 batata média ralada

4 talos de cebolinha picadinhos

¼ de xícara de rúcula picadinha

2 colheres (sopa) de manjericão picadinho

1 dente de alho amassado

1 colher (chá) de mostarda tipo Dijon

½ xícara de aveia em flocos

⅓ xícara de farinha de rosca integral

1 colher (chá) de molho de soja

Sal marinho e pimenta-do-reino a gosto (opcional)

2 colheres (sopa) de azeite de oliva extravirgem, divididas

**Pesto de rúcula, manjericão e castanha-de-caju:**

2 xícaras de castanha-de-caju

1 xícara de água, mais um pouco para imersão

Suco de 1 limão

2 colheres (sopa) de rúcula

2 colheres (sopa) de manjericão fresco

Coloque a lentilha e o caldo de legumes numa panela pequena, tampe e cozinhe em fogo médio por aproximadamente 45 minutos, mexendo de vez em quando até que a lentilha esteja bem macia. Escorra o líquido que tenha restado, transfira a lentilha cozida para uma tigela e adicione as sementes de chia.

Junte a cenoura, a batata, a cebolinha, a rúcula, o manjericão, o alho, a mostarda, a aveia, a farinha de rosca, o molho de soja, sal e pimenta-do-reino (se preferir). Misture bem.

Aqueça bem uma colher de sopa de azeite numa frigideira grande de ferro. Molde hambúrgueres finos com a mistura de lentilha. Disponha-os na frigideira (4 a 5 por vez) e frite por 7 minutos de cada lado em fogo médio. Repita o processo, adicionando outra colher de sopa de azeite à frigideira, até que todos os hambúrgueres estejam prontos.

Para fazer o molho pesto, deixe as castanhas-de-caju de molho na água por 3 horas. Escorra e bata no processador com a xícara de água e o suco de limão até obter um creme bem liso. O molho deve ser espesso e cremoso. Acrescente a rúcula e o manjericão e bata novamente. O molho deverá adquirir uma cor verde-clara e textura cremosa. Sirva os hambúrgueres com uma colherada generosa de pesto. Guarde a sobra na geladeira num recipiente hermético por até três dias.

**Informações nutricionais do hambúrguer:** 170 calorias; 4 g de gordura total; 1 g de gordura saturada; 8 g de proteína; 26 g de carboidrato; 8 g de fibras.

**Informações nutricionais do molho pesto:** 100 calorias; 8 g de gordura total; 1 g de gordura saturada; 3 g de proteína; 6 g de carboidrato; 1 g de fibras.

Receita fornecida por Sharon Palmer, RDN

www.sharonpalmer.com

## Bolo de quinoa e grão-de-bico

Sharon Palmer, que forneceu esta receita, criou essa moderna versão vegetariana de frango ao *curry* com arroz. Este saboroso bolo vegetariano/vegano lembra o *chana masala*, prato típico indiano. Ela trocou o arroz por quinoa para deixar o prato ainda mais interessante. Aprovado!

**Alimentos da dieta MIND:** azeite de oliva, hortaliças, cereais integrais, oleaginosa

**Rendimento:** 6 porções

**Tempo:** 10 minutos para preparar; 1 hora para cozinhar; mais 1 hora para resfriar

**Grau de dificuldade:** médio

1 colher (chá) de azeite extravirgem

1 cebola picadinha

1 cúrcuma fresca ou 1 colher (chá) de cúrcuma em pó (reserve
1 pitada para o molho)

1 ½ colher (chá) de *garam masala*, divididas

1 ½ colher (chá) mais 1 pitada de cominho, divididas

¼ de colher (chá) mais 1 pitada de pimenta vermelha em flocos, dividida

2 dentes de alho amassados

1 colher (chá) de gengibre picadinho

1 pitada de sal marinho (opcional)

1 xícara de cogumelos picados

1 xícara de verduras folhosas picadas (como couve, espinafre)

2 colheres (sopa) e 1 colher (chá) de salsinha picada

1 ½ xícara de molho de tomate, divididas

2 colheres (sopa) de chia

2 xícaras de quinoa cozida

1 xícara de grão-de-bico cozido e ligeiramente amassado

⅓ xícara de castanha-de-caju picada

½ xícara de aveia

Aqueça o azeite numa frigideira em fogo médio e refogue a
cebola por 2 minutos. Adicione a cúrcuma, 1 colher (chá) de
*garam masala*, ½ colher (chá) de cominho, ¼ de colher (chá) de
pimenta vermelha em flocos, o alho, o gengibre e o sal, se estiver
usando, e refogue por 1 minuto. Junte os cogumelos, as folhas e
a salsinha e refogue por 2 minutos.

Transfira esse refogado para uma tigela grande. Em outra
tigela média, misture ½ xícara de molho de tomate com a chia
e deixe descansar por 5 minutos. Nesse meio-tempo, junte a

quinoa, o grão-de-bico, a castanha-de-caju e a aveia ao refogado de cebola e incorpore bem. Acrescente o molho de tomate e a chia à tigela média e misture bem, com as mãos se necessário para distribuir os ingredientes. Unte uma forma de bolo inglês com óleo em *spray*, transfira a mistura para a forma e pressione bem. Leve à geladeira por cerca de uma hora. Preaqueça o forno em 180°C e asse por 50 minutos, até dourar e ficar firme. Deixe esfriar um pouquinho antes de cortá-lo em fatias grossas.

Misture uma xícara de molho de tomate com a pitada de cúrcuma, ½ colher (chá) de *garam masala*, 1 pitada de cominho e 1 pitada de pimenta vermelha em flocos e aqueça bem numa panela pequena. Sirva cada fatia de bolo com uma concha de molho de tomate.

**Informações nutricionais:** 300 calorias; 9 g de gordura total; 1 g de gordura saturada; 12 g de proteína; 44 g de carboidrato; 9 g de fibras.

Receita fornecida por Sharon Palmer, RDN
www.sharonpalmer.com

# Salada de quinoa vermelha e feijão-branco com vinagrete

Quinoa vermelha é um cereal milenar rico em proteínas e fibras. Esta salada saudável e deliciosa combina quinoa vermelha, feijão-branco, amêndoas tostadas, abobrinha amarela e molho de limão e cominho.

**Alimentos da dieta MIND:** cereais integrais, leguminosas, hortaliças, oleaginosas, azeite de oliva
**Rendimento:** 8 porções
**Tempo:** 10 minutos para preparar; 15 minutos para cozinhar
**Grau de dificuldade:** fácil

## Salada

¾ de xícara de água

1 folha de louro

½ xícara de quinoa

½ colher (chá) de sal kosher

1 colher (sopa) de suco de limão

1 lata (450 g) de feijão-branco, escorrido e enxaguado

2 abobrinhas amarelas cortadas em fatias de 1 cm no sentido
do comprimento

3 colheres (sopa) mais 2 colheres (sopa) de azeite de oliva extravirgem, divididas

1 colher (sopa) de alecrim picado

1 colher (chá) de páprica defumada

¼ de xícara de amêndoas laminadas tostadas

¼ de xícara de sementes de girassol tostadas

½ xícara de coentro picado

### Vinagrete de limão e cominho

2 colheres (chá) de alho amassado

1 pimenta serrano, sem sementes e moída

¼ de xícara de suco de limão-taiti

Raspas de 1 limão-taiti

3 colheres (sopa) de suco de limão-siciliano

½ colher (chá) de sementes de cominho tostadas

$\frac{1}{2}$ colher (chá) de sal kosher

$\frac{1}{4}$ de colher (chá) de pimenta-de-caiena em pó

$\frac{1}{2}$ xícara de azeite de oliva extravirgem

Para a salada, ferva a água com a folha de louro numa panela pequena, adicione a quinoa, abaixe o fogo e cozinhe por 5 minutos com a panela tampada. Em seguida, retire do fogo e deixe descansar por 10 minutos. Afofe com um garfo e tempere com o sal kosher e o suco de limão-taiti. Deixe esfriar completamente e junte o feijão. Reserve. Preaqueça a grelha na temperatura alta. Coloque a abobrinha numa tigela com três colheres de sopa de azeite, o alecrim e a páprica. Misture para incorporar. Grelhe os dois lados das fatias de abobrinha, por cerca de 6 minutos. Deixe esfriar e corte em pedaços pequenos. Coloque a abobrinha grelhada na tigela de quinoa e feijão. Acrescente a maior parte das amêndoas tostadas, as duas colheres de sopa de azeite restantes, o coentro e misture bem; reserve um pouco de amêndoas para guarnecer.

Para o vinagrete, bata bem todos os ingredientes, menos o azeite, no liquidificador. Acrescente o azeite enquanto o liquidificador estiver ligado, para que o molho fique cremoso. Reserve.

Para finalizar o prato, despeje o molho sobre a salada e misture bem. Sirva num prato de sobremesa, salpicado com amêndoas e com um raminho de coentro.

**Informações nutricionais:** 360 calorias; 27 g de gordura total; 4 g de gordura saturada; 8 g de proteína; 24 g de carboidrato; 5 g de fibras.

Esta receita é cortesia do The Bean Institute
www.beaninstitute.com

# Torta vegana com purê de couve-flor

Substanciosa e nutritiva, esta deliciosa torta vegana é perfeita para degustar numa noite fria de inverno. Ela é supersaudável e repleta de fibras, proteínas vegetais, vitaminas do complexo B, vitaminas A e C e antioxidantes. Além disso, esta receita rende pelo menos oito porções, portanto você terá porções extras para muitos dias.

**Alimentos da dieta MIND:** hortaliças, azeite de oliva
**Rendimento:** 8 porções
**Tempo:** 10 minutos para preparar; 1 hora para cozinhar
**Grau de dificuldade:** médio

2 colheres (sopa) de azeite de oliva extravirgem

1 xícara de cebola picada

1 xícara de cenoura picada (umas duas cenouras)

1 xícara de pastinaca (ou mandioquinha) picada (umas duas pastinacas)

½ colher (chá) de sal, dividida

½ colher (chá) de pimenta-do-reino, dividida

2 dentes de alho grandes amassados

240 gramas de cogumelos cremini fatiados

4 xícaras de caldo de legumes

1 xícara de lentilha verde crua, lavada e escorrida

5 folhas de sálvia

3 ou 4 raminhos de tomilho

2 colheres (sopa) de amido de milho ou araruta em pó

1,5 quilo de couve-flor (cerca de três cabeças)

⅓ de xícara de leite de amêndoas

3 colheres (sopa) de manteiga vegana

Aqueça o azeite em fogo médio numa caçarola funda que possa ir ao forno. Refogue a cebola, a cenoura e a pastinaca (mandioquinha) e cozinhe por 7 a 10 minutos, ou até que a cebola esteja translúcida e as hortaliças estejam levemente macias. Adicione ¼ de colher (chá) de sal e ¼ de colher (chá) de pimenta-do-reino. Junte o alho e os cogumelos e cozinhe por mais 5 minutos (mexendo de vez em quando), ou até que os cogumelos estejam macios e levemente dourados. Acrescente o caldo de legumes, a lentilha, a sálvia e o tomilho e abaixe o fogo. Deixe cozinhar em fogo baixo por 35 a 45 minutos, ou até que a lentilha esteja macia.

Para engrossar, misture o amido de milho ou a araruta com uma colher bem cheia do preparado de lentilha numa tigela à parte. Volte essa mistura à panela e mexa bem. Tempere com sal e pimenta-do-reino a gosto.

Preaqueça o forno a 220°C. Nesse meio-tempo, cozinhe a couve-flor no vapor (espete o garfo para verificar o ponto do cozimento) e transfira para um processador de alimentos (dependendo do tamanho do processador, talvez você tenha de fazer aos poucos). Acrescente o leite de amêndoas e a manteiga vegana e bata até obter um purê cremoso. Adicione ¼ de colher (chá) de sal e de pimenta-do-reino ou mais, a gosto. Transfira a mistura de lentilha para uma assadeira de 22,5 X 32,5 cm. Distribua cuidadosamente o purê de couve-flor por cima e asse a 220°C por 10 minutos. Em seguida, transfira para o *broiler* por 5 minutos ou até que a couve-flor esteja crocante e começando a dourar. Retire do forno e deixe esfriar um pouquinho antes de servir.

**Informações nutricionais:** 250 calorias; 9 g de gordura total; 1 g de gordura saturada; 13 g de proteína; 35 g de carboidrato; 12 g de fibras.

Receita fornecida por Kara Lydon, RD, LDN e RYT
www.karalydon.com

# Batata-doce com molho *tzatziki*

Esta batata-doce assada coberta com molho grego de iogurte e pepino (*tzatziki*), grão-de-bico crocante, tomate fresco, cebola picadinha e salsinha é a alternativa perfeita à tradicional batata assada com queijo. Você vai apreciar muito esta receita repleta de ingredientes saborosos e nutritivos.

> **Alimentos da dieta MIND:** hortaliças, leguminosas, azeite de oliva
>
> **Rendimento:** 4 porções
>
> **Tempo:** 45 minutos
>
> **Grau de dificuldade:** médio

**Molho grego *tzatziki*:**

1 ½ xícara de iogurte grego natural

4 dentes de alho

½ pepino, descascado e sem sementes, picado, dividido em duas partes

2 colheres (sopa) de suco de limão-taiti

2 colheres (sopa) de azeite de oliva extravirgem

1 colher (sopa) de vinagre de vinho branco

½ colher (chá) de sal marinho

¼ de colher (chá) de pimenta-do-reino

¼ de colher (chá) de endro fresco

**Grão-de-bico crocante:**

1 lata (450 gramas) de grão-de-bico escorrido e enxaguado, dividida

1 colher (chá) de azeite de oliva

1 colher (chá) de orégano desidratado

¼ de colher (chá) de pimenta vermelha em flocos

½ colher (chá) de alho em pó

¾ de colher (chá) de cebola em pó

½ colher (chá) de cominho em pó

½ colher (chá) de sal marinho

**Batata-doce assada:**

4 batatas-doces cortadas ao meio no sentido do comprimento

1 a 2 colheres (sopa) de azeite de oliva extravirgem

1 tomate grande picado

½ cebola roxa finamente fatiada

¼ de xícara de salsa picadinha

Faça o molho *tzatziki*. (Este molho pode ser feito com antecedência, para desenvolver o sabor.) Bata no processador o iogurte, o alho, metade do pepino picado, o suco de limão, o azeite, o vinagre, o sal, a pimenta-do-reino e o endro. Processe até formar uma mistura lisa. Numa tigela grande, misture o restante de pepino no molho *tzatziki*. Regue com um fio de azeite e, se preferir, coloque 1 pitada de pimenta-do-reino. Leve à geladeira até a hora de servir.

Preaqueça o forno a 200°C. Numa tigela grande, coloque o grão-de-bico, o azeite, o orégano, a pimenta vermelha em flocos, o alho em pó, a cebola em pó, o cominho e o sal marinho. Misture bem. Distribua o grão-de-bico numa assadeira grande forrada com papel-manteiga. Em seguida, prepare as batatas. Esfregue azeite nas metades de batatas-doces. Numa assadeira forrada com papel-alumínio, coloque as batatas viradas para baixo. Ponha a assadeira com grão-de-bico e a assadeira com batata no forno preaquecido e asse por 15 minutos. Chacoalhe a forma de grão-de-bico para virá-los e asse por mais 10 minutos até ficarem crocantes. Vire as batatas e asse por mais 15 minutos até que estejam macias (verifique espetando um garfo). Cubra as batatas-doces com o molho *tzatziki*, o grão-de-bico, o tomate, a cebola roxa e a salsinha. Sirva.

**Informações nutricionais:** 400 calorias; 14 g de gordura total; 2 g de gordura saturada; 15 g de proteína; 54 g de carboidrato; 11 g de fibras.

Receita fornecida por Amari Thomsen, MS, RD e LDN
www.eatchicchicago.com

# Frango assado com erva-doce, cenoura e ameixa seca

Este frango assado suculento, bem-temperado e saboroso com erva-doce, cenoura, cebola e ameixa-seca é uma refeição completa rica em sabor graças às várias ervas e condimentos. Fácil de preparar e elegante o suficiente para comer acompanhado.

**Alimentos da dieta MIND:** hortaliças, ave, azeite de oliva
**Rendimento:** 8 a 10 porções
**Tempo:** 10 minutos para preparar; 1 hora e 15 minutos para cozinhar
**Grau de dificuldade:** fácil

450 gramas de cenouras cortadas ao meio no sentido do comprimento e depois em pedaços de 1 cm (cerca de 3 xícaras)
1 bulbo grande de erva-doce fatiado (cerca de 3 xícaras)
2 cebolas fatiadas em meia-lua
3 colheres (sopa) de azeite de oliva extravirgem, divididas
1 colher (sopa) de alecrim fresco picado (ou 1 colher de chá de alecrim em pó)
1 colher (chá) de manjerona seca
1 colher (chá) de pimenta chili em pó
2 peitos de frango com osso e a pele (ou 4 metades de peito de frango)
1 colher (sopa) de suco de limão-taiti
2 dentes de alho picados
$^{3}/_{4}$ de xícara de vinho branco seco ou caldo de frango com baixo teor de sódio, dividida
Sal kosher e pimenta-do-reino a gosto
1 xícara de ameixas secas picadas

Preaqueça o forno a 200°C. Distribua a cenoura, a erva-doce e a cebola numa assadeira grande. Misture tudo com uma colher (sopa) de azeite.

Numa tigelinha, misture as duas colheres (sopa) restantes de azeite com o alecrim, a manjerona e a pimenta chili em pó, formando uma pasta. Esfregue essa pasta nos peitos de frango, inclusive sob a pele, e coloque-os numa grelha (*rack*) sobre as hortaliças. Regue os peitos de frango com suco de limão e salpique alho picado. Despeje ½ xícara de vinho ou caldo ao redor do frango (mas não sobre o frango). Polvilhe sal e pimenta-do--reino. Asse o frango e as hortaliças por 35 minutos.

Regue o frango com o suco da assadeira, junte a ameixa seca e asse por mais 15 minutos, até que a pele do frango esteja dourada e a temperatura interna seja de 65°C. Deixe o frango descansar. (Observação: a recomendação de segurança dos alimentos para frango é uma temperatura interna de 74°C; no entanto, o frango continua a cozinhar depois de tirado do forno, de modo que para conservar a umidade, retire-o a 65°C.) Se as hortaliças precisarem assar mais um pouco, transfira o frango para a tábua de corte e volte a assadeira ao forno por mais 5 a 10 minutos. Despeje o líquido da assadeira numa frigideira. Adicione o ¼ de xícara restante de vinho ou caldo. Cozinhe em fogo brando por 5 a 10 minutos, até o molho reduzir. Para servir, fatie os peitos de frango e guarneça com a mistura de hortaliças e ameixas secas regada com o molho.

**Informações nutricionais:** 420 calorias; 12 g de gordura total; 2,5 g de gordura saturada; 54 g de proteína; 19 g de carboidrato; 3 g de fibras.

Receita fornecida por Jessica Fishman Levinson, MS, RDN e CDN
www.nutritioulicious.com

# Salada de batata assada com vagem e frango desfiado

Esta salada oferece um casamento saboroso de nutrientes com o amido reconfortante da batata (opcional: troque por batata-doce) e a proteína magra do peito de frango desfiado. O toque colorido fica por conta da vagem. É fácil de fazer e você pode guardar a sobra para outra refeição.

> **Alimentos da dieta MIND:** ave, hortaliças, azeite de oliva
> **Rendimento:** 4 porções
> **Tempo:** 25 minutos para preparar; 45 minutos para cozinhar
> **Grau de dificuldade:** fácil

2 peitos de frango (180 gramas cada) desossado e sem pele

450 gramas de batatas rosadas cortadas em quatro

1 colher (sopa) de azeite de oliva extravirgem

2 dentes de alho grandes picados

1 colher (chá) de sal

1 pitada de pimenta-do-reino

2 raminhos de alecrim grosseiramente picados

2 xícaras de vagem aparada

**Para o molho:**

1 colher (sopa) de azeite de oliva extravirgem

1 colher (sopa) de vinagre balsâmico

1 colher (chá) de mostarda tipo Dijon

1 colher (chá) de páprica defumada

Preaqueça o forno a 200°C. Coloque os peitos de frango numa assadeira e asse por cerca de 30 minutos (dependendo da espessura), até que a temperatura interna atinja 74°C (verifique com um termômetro culinário). Retire do forno, deixe esfriar um pouco e desfie. Misture as batatas com azeite, alho, sal, pimenta-do-reino e alecrim num refratário ou numa assadeira e asse por 20 minutos. Acrescente a vagem, misture e volte ao forno por mais 20 minutos. Verifique o ponto: a batata deve ficar macia e dourada e a vagem deve ficar levemente murcha. Retire do forno e deixe esfriar por 5 minutos. Misture os ingredientes do molho. Para servir, divida a batata e a vagem nos pratos, cubra com 90 gramas de frango desfiado e regue com o molho.

**Informações nutricionais:** 270 calorias; 8 g de gordura total; 1 g de gordura saturada; 16 g de proteína; 36 g de carboidrato; 5 g de fibras.

Receita fornecida por Vicki Shanta Retelny, RDN e LDN
www.simplecravingsrealfood.com

## Hamburguinhos de peito de peru com gengibre

Repleta de sabor, esta receita versátil pode ser usada para fazer hambúrgueres, almôndegas ou aperitivos mais saudáveis. Como congelam muito bem, os hamburguinhos podem ser preparados com antecedência.

> **Alimentos da dieta MIND:** ave, hortaliças, cereal integral, azeite de oliva
>
> **Rendimento:** 6 hamburguinhos
>
> **Tempo:** 10 minutos para preparar; 20 minutos para cozinhar
>
> **Grau de dificuldade:** fácil

300 gramas de carne de peru magra moída
1 pedaço (2,5 cm) de gengibre picadinho
1 chalota picada
1 colher (sopa) de massa de tomate
Sal e pimenta-do-reino a gosto
2 colheres (chá) de azeite de oliva extravirgem
1 pepino médio fatiado na diagonal
6 pãezinhos integrais de hambúrguer

Coloque a carne de peru moída, o gengibre, a chalota e a massa de tomate numa tigela média. Tempere com sal e pimenta-do-reino. Usando luvas de plástico, misture bem. Molde 6 hamburguinhos de aproximadamente 0,5 cm de espessura. Aqueça bem o azeite numa panela média no fogo de médio a alto. Frite os hamburguinhos por 1 a 2 minutos de cada lado ou até que fiquem bem passados. Transfira-os para um prato forrado com papel-toalha para escorrerem. Esta receita serve três pessoas, dois hambúrgueres para cada uma. Na hora de montar os hambúrgueres, distribua fatias de pepino entre eles.

**Informações nutricionais:** 350 calorias; 14 g de gordura total; 3 g de gordura saturada; 25 g de proteína; 33 g de carboidrato; 5 g de fibras.

# Linguado assado com bolinhos de feijão-preto

Neste prato com influência latina, a textura sedosa do linguado contrasta com o sabor vibrante dos bolinhos de feijão-preto. A ardência da pimenta jalapeño combina muito bem com a batata-doce nesses bolinhos de feijão, o que os torna um excelente acompanhamento para o peixe. Algumas gotas de limão no final dão o toque especial.

**Alimentos da dieta MIND:** azeite de oliva, hortaliças, leguminosas, peixe

**Rendimento:** 8 porções

**Tempo:** 40 minutos para preparar; 20 minutos para cozinhar; 50 minutos para resfriar

**Grau de dificuldade:** médio

## Bolinhos de feijão:

4 colheres (sopa) de azeite de oliva extravirgem, divididas

1 cebola picada

2 colheres (sopa) de alho amassado e cortado

¼ de xícara de pimenta jalapeño sem caule, picada

2 colheres (chá) de cominho em pó

3 xícaras de feijão-preto cozido, divididas

1 colher (chá) de sal kosher

1 colher (chá) pimenta-do-reino

2 xícaras de batata-doce descascada e ralada

2 ovos levemente batidos

¾ de xícara de farinha de rosca integral, mais um pouco para empanar os bolinhos

**Peixe:**

1 quilo de filés de linguado sem pele (120 gramas cada)

Sal e pimenta-do-reino a gosto

1 colher (sopa) de sementes de erva-doce moídas e tostadas

¼ de xícara de azeite de oliva extravirgem

1 limão-taiti cortado em quatro, para servir

Para os bolinhos de feijão, aqueça duas colheres (sopa) de azeite numa frigideira pequena em fogo médio. Refogue a cebola até ficar macia, por cerca de 1 minuto. Acrescente o alho, a pimenta jalapeño e o cominho; cozinhe até que exalem seu aroma, por cerca de 2 minutos. Transfira o conteúdo da frigideira para uma tigela grande. Acrescente 2 xícaras de feijão--preto cozido e amasse com um garfo. Tempere com sal e pimenta-do-reino. Junte a batata-doce, os ovos, a xícara restante de feijão-preto e a farinha de rosca. Misture cuidadosamente apenas o suficiente para incorporar os ingredientes e deixe esfriar por 30 minutos.

Divida essa massa em 16 bolinhas e achate cada uma delas, formando bolinhos quadrados. Unte uma assadeira com duas colheres de azeite. Empane os bolinhos na farinha de rosca e coloque-os na assadeira untada; deixe esfriar por 20 minutos. Preaqueça o forno a 230°C. Leve a assadeira ao forno e asse por 10 minutos, ou até que os bolinhos comecem a dourar.

Nesse meio-tempo, seque os filés de peixe com papel-toalha. Tempere-os generosamente com sal, pimenta-do-reino e as sementes de erva-doce tostadas. Aqueça ¼ de xícara de azeite em fogo moderado (médio a alto) numa frigideira grande que possa ir ao forno, mas sem soltar fumaça. Doure os filés de peixe dos dois lados até que as bordas comecem a ficar opacas, por cerca de 3 minutos. Vire os filés e leve a frigideira ao forno por 2 a 3 minutos, ou até que fiquem opacos no centro. Sirva o peixe com os bolinhos de feijão-preto quentinhos e com os pedaços de limão.

**Informações nutricionais:** 430 calorias; 17 g de gordura total; 3 g de gordura saturada; 31 g de proteína; 38 g de carboidrato; 9 g de fibras.

Esta receita é cortesia do The Bean Institute
www.beaninstitute.com

# Salmão com crosta de amêndoas

O salmão é uma das fontes mais ricas de ômega-3. Esta receita simples e deliciosa vai bem com arroz selvagem e aspargos assados, mas escolha o cereal e as hortaliças que preferir. Bom apetite!

**Alimentos da dieta MIND:** peixe, oleaginosa
**Rendimento:** 4 porções
**Tempo:** 10 minutos para preparar; 10 minutos para cozinhar
**Grau de dificuldade:** fácil

2 colheres (sopa) de mostarda tipo Dijon
Raspas de 1 limão-siciliano
1 colher (sopa) de ervas picadas de sua preferência (endro, tomilho, cebolinha, salsinha)
4 filés grossos de salmão (180 gramas cada)
Pimenta-do-reino
¼ de xícara de amêndoas picadas

Preaqueça o forno a 200°C. Misture a mostarda, as raspas de limão e as ervas num prato. Tempere os filés de salmão com pimenta-do-reino, passe na mistura de ervas e depois nas amêndoas picadas. Unte uma assadeira com óleo em *spray*, coloque o salmão e asse por 10 minutos. Cubra e deixe descansar por 5 minutos.

**Informações nutricionais:** 290 calorias; 17 g de gordura total; 2 g de gordura saturada; 29 g de proteína; 4 g de carboidrato; 2 g de fibras.

Receita fornecida por Madeline Basler, MS, RDN e CDN

www.realyounutrition.com

## Salmão grelhado com geleia de damasco

Esta deliciosa e nutritiva receita de salmão fornece uma quantidade abundante de ácidos graxos ômega-3, bons para o cérebro e para o coração. O salmão combina com quase todos os cereais, e essa receita, em especial, fica excelente com um cereal substancioso como o arroz integral. Sirva o salmão sobre um leito de verduras, quente ou na temperatura ambiente.

**Alimentos da dieta MIND:** peixe, azeite de oliva

**Rendimento:** 4 porções

**Tempo:** 10 minutos para preparar; 10 a 15 minutos para cozinhar

**Grau de dificuldade:** fácil

1 filé de salmão de 700 gramas (se possível, prefira salmão selvagem)

¼ de colher (chá) de pimenta-do-reino

1 colher (sopa) de azeite de oliva extravirgem

1 dente de alho amassado

⅓ de xícara de geleia de damasco

1 colher (sopa) de mostarda tipo Dijon

½ xícara de caldo de legumes com baixo teor de sódio

Preaqueça a grelha em fogo médio (se não for possível grelhar, veja abaixo a opção alternativa para assar no forno). Seque o salmão com papel-toalha e divida em quatro partes iguais. Tempere o lado sem pele com pimenta-do-reino. Coloque cada pedaço de salmão numa folha dupla de papel-alumínio com a pele virada para baixo. Dobre as laterais do papel-alumínio, para que o líquido do cozimento não escorra. Numa tigela pequena, misture o restante dos ingredientes. Despeje o líquido sobre o salmão de modo que seja distribuído por igual nos quatro pedaços. Dobre cada papel-alumínio como se estivesse embrulhando um presente. Coloque os pacotinhos sobre a grelha (feche a grelha se possível) e asse até que o salmão esteja totalmente cozido, por cerca de 10 minutos. Deixe descansar por 2 minutos, desembrulhe e sirva.

### Método alternativo de cozimento

Preaqueça o forno a 200°C. Forre uma assadeira rasa com papel-alumínio. Coloque os pedaços de salmão com a pele virada para baixo e siga o restante da receita, mas deixe o papel-alumínio aberto. Asse por 15 minutos ou até que, ao espetar um garfo, o salmão se desfaça facilmente em lascas.

**Informações nutricionais:** 300 calorias; 12 g de gordura total; 2 g de gordura saturada; 33 g de proteína; 14 g de carboidrato; 1 g de fibras.

Receita fornecida por Layne Lieberman, MS, RDN e CDN
www.worldrd.com

## Salmão com crosta de mostarda e endro

Com apenas três ingredientes, essa receita simples consegue impressionar.

---

**Alimento da dieta MIND:** peixe
**Rendimento:** 4 porções
**Tempo:** 10 minutos para preparar; 18 a 22 minutos para assar
**Grau de dificuldade:** fácil

---

4 filés de salmão (de 120 a 189 gramas cada)
1 maço de endro fresco lavado e seco com papel-toalha
1 xícara de mostarda integral

**1.** Preaqueça o forno a 220°C. Seque os pedaços de salmão com papel-toalha e disponha-os numa assadeira. Corte o topo do endro (descarte os talos) e coloque um grande punhado no liquidificador ou processador. Acrescente a mostarda e bata. Coloque 1 ou 2 colheres desse molho sobre cada salmão. Coloque a assadeira no forno, na prateleira do meio, e asse por 18 a

22 minutos, ou até que o peixe esteja pronto e, ao espetar um garfo, ele se desfaça facilmente em lascas.

**Informações nutricionais:** 350 calorias; 17 g de gordura total; 3 g de gordura saturada; 32 g de proteína; 14 g de carboidrato; 1 g de fibras.

Receita fornecida pela chef Allison Schaaff, MS, RD e LD
www.prepdish.com

# Salmão glaceado com framboesa, Sriracha e gengibre

Eleve o seu salmão a um novo patamar com um fantástico glacê de framboesa, Sriracha e gengibre.

**Alimentos da dieta MIND:** peixe, azeite de oliva, fruta vermelha
**Rendimento:** 4 porções
**Tempo:** 10 minutos para preparar; 20 minutos para cozinhar
**Grau de dificuldade:** médio

### Salmão:

4 pedaços de salmão (150 gramas cada)
2 colheres (chá) de azeite de oliva extravirgem
1 colher (chá) de sal kosher
Pimenta-do-reino a gosto

**Glacê de framboesa, Sriracha e gengibre**

120 gramas ou cerca de 1 xícara de gengibre cortado em fatias
de 0,5 cm

4 xícaras de framboesas descongeladas

1 xícara de mirin

1 xícara de suco de maçã

1 xícara de água

1 a 2 colheres (chá) de molho Sriracha (ajuste a ardência ao
nível desejado)

Preaqueça o forno a 200°C. Tempere o salmão com azeite, sal e pimenta-do-reino. Reserve.

Faça o glacê. Misture todos os ingredientes numa panela média e cozinhe em fogo moderado (médio a alto). Quando ferver, abaixe o fogo e cozinhe até que o líquido tenha reduzido para um terço e engrossado ligeiramente. (Observação: o nível de ardência do Sriracha aumenta quando o molho é reduzido.) Tire a panela do fogo e coe numa peneira fina em duas tigelinhas. (Observação: o glacê pode ser feito com antecedência e refrigerado até o momento de usar.)

Passe o glacê de uma das tigelinhas nos pedaços de salmão temperados. Coloque-os numa assadeira e leve ao forno preaquecido. Asse por cerca de 8 a 12 minutos, até que o salmão esteja pronto. Retire a assadeira do forno. Antes de servir, pincele os pedaços de salmão com o glacê da outra tigelinha. Use cerca de 15 a 30 ml de glacê para cada pedaço de salmão.

**Informações nutricionais do salmão glaceado** (inclui 30 ml de glacê): 310 calorias; 13 g de gordura total; 2 g de gordura saturada; 33 g de proteína; 14 g de carboidrato; 1 g de fibras.

**Informações nutricionais do glacê (30 ml):** 60 calorias; 0 g de gordura total; 0 g de gordura saturada; 1 g de proteína; 14 g de carboidrato; 1 g de fibras.

Esta receita é cortesia do National Processed Raspberry Council www.redrazz.org

# Truta com crosta de pistache

Esta é uma receita fácil para ter mais peixe à mesa usando ingredientes simples repletos de sabor. O sabor suave da truta agrada a todos.

> **Alimentos da dieta MIND:** peixe, oleaginosa
> **Rendimento:** 4 porções
> **Tempo:** 10 minutos para preparar; 20 minutos para cozinhar
> **Grau de dificuldade:** fácil

4 filés de truta (180 a 240 gramas cada)
1 limão-siciliano
1 pitada de sal
Pimenta-do-reino a gosto
1 xícara de pistaches esmagados

Preaqueça o forno a 180°C. Seque o peixe com papel-toalha. Coloque os filés com a pele virada para baixo numa assadeira untada, regue com o suco do limão e salpique com sal e pimenta--do-reino a gosto.

Coloque o pistache no liquidificador ou multiprocessador e pulse de 5 a 7 vezes, até obter uma textura de farofa grossa. Se não quiser sujar o liquidificador, esmague os pistaches num saco plástico de sanduíche com a parte de baixo de uma xícara ou com o rolo de macarrão. Esfregue o pistache no lado exposto do peixe e leve a assadeira ao forno. Asse por 20 a 25 minutos ou até que, ao espetar um garfo, ele se separe em lascas.

**Opcional:** nos últimos minutos de cozimento, transfira o peixe para o *broiler* do forno para dourar o pistache.

**Informações nutricionais:** 280 calorias; 18 g de gordura total; 2,5 g de gordura saturada; 23 g de proteína; 9 g de carboidrato; 3 g de fibras.

Receita de Meri Raffetto, RDN
www.reallivingnutrition.com

# Tacos de peixe

Esta receita não apenas é fácil de fazer, mas também saudável, pois leva peixe e os mais frescos ingredientes para o molho. E é você quem ajusta a quantidade de condimentos utilizados para fazer esta receita.

**Alimentos da dieta MIND:** peixe, azeite de oliva, cereais integrais, hortaliças

**Rendimento:** 6 porções

**Tempo:** 15 minutos para preparar; 15 minutos para cozinhar

**Grau de dificuldade:** médio

450 gramas de bacalhau fresco ou hadoque
¼ de xícara de azeite de oliva extravirgem
½ colher (chá) de pimenta chili em pó
½ colher (chá) de páprica
½ colher (chá) de pimenta-de-caiena
2 colheres (chá) de orégano desidratado
Sal e pimenta-do-reino a gosto
8 tortilhas de milho (de 15 cm cada)

**Molho:**

1 manga picada
1 pimenta jalapeño bem picadinha
½ cebola roxa picada
3 tomates picados
1 xícara de coentro picado
½ colher (chá) de sal
1 a 2 colheres (sopa) de suco de limão-taiti, a gosto
1 colher (chá) de raspas de limão-taiti

Preaqueça o forno a 200 °C. Misture todos os ingredientes do molho numa tigela média e reserve.

Numa tigelinha, misture os temperos do peixe. Passe azeite no peixe e polvilhe generosamente com essa mistura de temperos. Coloque o peixe numa assadeira e asse por 8 a 9 minutos ou até que, ao espetar um garfo, ele se separe em lascas. Retire do forno e deixe descansar por 2 ou 3 minutos. Aqueça as tortilhas por 1 a 2 minutos no forno. Corte o peixe em tiras. Cubra cada tortilha com peixe e molho.

**Informações nutricionais:** 390 calorias; 22 g de gordura total; 1 g de gordura saturada; 15 g de proteína; 29 g de carboidrato; 13 g de fibras.

Receita fornecida por Kim Melton, RDN
www.nutritionproconsulting.com

## Espaguete de abobrinha com camarão

Este prato condimentado de camarão é feito com pouquíssimos ingredientes e fica pronto em menos de 30 minutos. É uma refeição pouco calórica e rica em proteína. Sriracha é um tipo de molho picante tailandês feito principalmente de pimenta-vermelha em pasta, vinagre destilado e alho. Seu sabor intenso e apimentadíssimo conquistou o paladar de muitas pessoas. Mas se você nunca experimentou Sriracha, vá com calma.

---

**Alimentos da dieta MIND:** hortaliças, azeite de oliva, peixe
**Rendimento:** 2 porções
**Tempo:** 8 minutos para preparar; 12 minutos para cozinhar
**Grau de dificuldade:** fácil

---

1 abobrinha verde ou libanesa pequena

1 abobrinha amarela pequena

1 colher (chá) de azeite de oliva extravirgem

½ cebola finamente fatiada

1 colher (chá) de alho picado

1 colher (chá) de gengibre ralado

12 camarões sem casca

1 a 2 colheres (chá) de molho Sriracha

Com um cortador de legumes em espiral, prepare o espaguete das abobrinhas (veja o método alternativo abaixo). Aqueça o azeite em fogo médio numa frigideira grande ou panela *wok*. Refogue a cebola, o alho e o gengibre por 3 minutos, até a cebola ficar macia. Coloque os camarões e cozinhe até que fiquem rosados e opacos, por cerca de 5 minutos. Acrescente o espaguete de abobrinha e cozinhe por aproximadamente 3 minutos, até ficar macio. Junte o molho Sriracha e misture bem.

**Método alternativo para fazer o espaguete:**
Você pode estar se perguntando como devemos preparar espaguete de abobrinha. Em geral, usamos um cortador de legumes em espiral, perfeito para cortar pequenas tiras de hortaliças, como a abobrinha, e assim, transformá-las em espaguete. Existem vários tipos no mercado. Alguns utensílios se parecem com um grande apontador de lápis, outros são de bancada. Se você não tem um desses cortadores, pode usar um descascador de legumes, o cortador *Julienne*, um mandolim ou até mesmo uma faca para cortar as fatias bem fininhas e fazer o seu próprio espaguete.

**Informações nutricionais:** 190 calorias; 7 g de gordura total; 1 g de gordura saturada; 19 g de proteína; 16 g de carboidrato; 5 g de fibras.

Receita fornecida por Jennifer Lynn-Pullman, MA, RDN e LDN
www.nourishedsimply.com

# Espetinhos de camarão com alecrim, feijão-branco e acelga-suíça

O feijão-branco absorve bem os sabores da pimenta e das ervas frescas. O alecrim aromatiza este prato versátil que pode ser facilmente servido como entrada ou prato principal. Os espetinhos de camarão grelhado com alecrim realçam o sabor e criam uma elegante opção de apresentação.

> **Alimentos da dieta MIND:** leguminosa, azeite de oliva, peixe, verdura folhosa
> **Rendimento:** 8 porções
> **Tempo:** 2 horas e 10 minutos para preparar; mais o tempo de molho de véspera
> **Grau de dificuldade:** médio

### Feijão:

450 gramas de feijão-branco

⅓ de xícara de azeite de oliva extravirgem

1 raminho de alecrim fresco (15 cm)

2 folhas de louro

½ colher (chá) de pimenta-vermelha em flocos

Pimenta-do-reino a gosto

1 colher (chá) de sal kosher

### Camarão:

24 camarões grandes (cerca de ½ quilo), descascados e limpos

¼ de xícara de azeite de oliva extravirgem

1 colher (sopa) de folhinhas picadas de tomilho

8 espetinhos (usar o talo grosso) de alecrim

Sal marinho a gosto

**Acelga-suíça**

3 colheres (sopa) de azeite de oliva extravirgem

6 colheres (sopa) de chalota picadinha

2 colheres (sopa) de alho picados

2 maços de acelga-suíça sem o talo, rasgados

1 colher (chá) de sal

½ colher (chá) de pimenta-do-reino

60 ml de vinho branco

Cozinhe o feijão com os condimentos, exceto o sal. O feijão não deve ficar com muito líquido de cozimento. Depois de cozido, adicione o sal e ajuste o tempero. Reserve num lugar quente até que o restante do prato fique pronto. Se você preferir armazenar o feijão para que ele seja usado mais tarde, mantenha-o em seu líquido de cozimento, coberto, e refrigerado por até quatro dias.

Enquanto o feijão está cozinhando, misture os camarões, o azeite e o tomilho numa tigela média. Tampe a vasilha e leve à geladeira por 2 a 6 horas. Para os espetinhos de alecrim, retire metade das folhinhas de cada ramo, deixando as folhas numa das extremidades. Aponte a outra extremidade com uma faca pequena e afiada. Coloque três camarões em cada espeto.

Para fazer a acelga-suíça, aqueça o azeite numa frigideira grande em fogo moderado (médio a alto). Refogue a cebola e o alho até que a cebola esteja translúcida, por cerca de 5 minutos. Junte a acelga, tempere com sal e pimenta-do-reino. Refogue só até a hortaliça murchar um pouco, por cerca de 5 a 7 minutos. Se necessário, refogue em porções. Acrescente o vinho branco e tampe e cozinhe a acelga, até ela ficar macia e quase todo o líquido tiver evaporado, por cerca de 5 minutos.

Para preparar os camarões, aqueça uma grelha, chapa para grelhar ou *broiler*. Grelhe os camarões por aproximadamente 3 minutos de cada lado, até ficarem opacos e começarem a enrolar ligeiramente.

Para servir, coloque uma pequena quantidade da acelga-suíça no meio do prato e, sobre ela, um pouco do feijão. Coloque um espetinho de camarão por cima e tempere com o sal marinho.

**Informações nutricionais:** 440 calorias; 22 g de gordura total; 3 g de gordura saturada; 22 g de proteína; 38 g de carboidrato; 10 g de fibras.

Esta receita é cortesia do The Bean Institute
www.beaninstitute.com

# SALADAS E SOPAS

## Salada de rúcula e morango

Esta salada simples realmente destaca a qualidade dos ingredientes, portanto escolha morangos maduros e vermelhinhos e folhas frescas de rúcula *baby*. É rápida e fácil de fazer e pode ser servida como acompanhamento ou como prato principal, com salmão ou frango.

**Alimentos da dieta MIND:** verdura folhosa, fruta vermelha, azeite de oliva
**Rendimento:** 4 porções
**Tempo:** 10 minutos
**Grau de dificuldade:** fácil

4 xícaras de rúcula *baby*
2 xícaras de morangos fatiados

**Molho:**
1 colher (sopa) de vinagre de *champagne*
¼ de xícara de azeite de oliva extravirgem

Suco de meio limão-siciliano

Sal e pimenta-do-reino a gosto

Misture os ingredientes do molho numa tigela média e bata até que fiquem bem incorporados. Coloque a rúcula numa saladeira grande, despeje o molho sobre as folhas e misture delicadamente com as mãos por 1 minuto. Distribua os morangos fatiados com cuidado. Esta salada fica boa também com couve kale *baby* no lugar da rúcula.

**Informações nutricionais:** 150 calorias; 14 g de gordura total; 2 g de gordura saturada; 1 g de proteína; 8 g de carboidrato; 2 g de fibras.

## Salada de couve kale, maçã e cenoura

Esta salada é supersimples de fazer e agrada ao paladar infantil. É uma maneira gostosa de ajudar sua família a comer hortaliças cruas e a obter os benefícios do vinagre de maçã.

**Alimentos da dieta MIND:** verdura folhosa, hortaliça, azeite de oliva

**Rendimento:** 6 porções

**Tempo:** 11 minutos

**Grau de dificuldade:** fácil

2 xícaras de couve kale finamente cortada

2 maçãs crocantes cortadas em tirinhas, à julienne

2 xícaras bem cheias de cenoura em tirinhas, à julienne

3 colheres (sopa) de vinagre de maçã

2 colheres (sopa) de azeite de oliva extravirgem

1 colher (sopa) de mel

¼ de colher (chá) de sal marinho

1 pitada de pimenta-do-reino

Misture a couve kale, a maçã e a cenoura numa tigela. Reserve. Num vidro pequeno, coloque o vinagre, o azeite, o mel, o sal e a pimenta-do-reino. Tampe o vidro e agite-o vigorosamente. Despeje o molho sobre a salada e misture delicadamente com talheres de salada ou com as mãos. Sirva imediatamente.

**Informações nutricionais:** 90 calorias; 5 g de gordura total; 1 g de gordura saturada; 1 g de proteína; 13 g de carboidrato; 3 g de fibras.

Receita fornecida por Jenna Braddock, MHS, RDN, LD/N e CSSD
www.JennaBraddock.com

## Salada de couve kale com *tahine*

Esta salada combina folhas sedosas de couve kale com um molho cremoso de *tahine* e uvas-passas brancas. O grão-de-bico assado e condimentado dá um toque crocante especial e serve como uma alternativa divertida aos *croutons*.

**Alimentos da dieta MIND:** verdura folhosa, azeite de oliva, hortaliças, leguminosas

**Rendimento:** 5 porções

**Tempo:** 10 minutos para preparar; 30 minutos para cozinhar

**Grau de dificuldade:** fácil

**Grão-de-bico assado:**

1 lata (450 gramas) de grão-de-bico cozido, escorrido e enxaguado

1 colher (sopa) de azeite de oliva extravirgem

½ colher (chá) de cominho em pó

⅛ de colher (chá) de pimenta-de-caiena

1 pitada de sal

**Salada:**

5 xícaras de couve kale picada

1 colher (sopa) de azeitede oliva extravirgem

1 pitada de sal

1 xícara de uvas-passas brancas

1 pepino-japonês cortado em rodelas

2 abacates (avocado) cortados em cubos

**Molho de *tahine* (pode ser feito com antecedência):**

Suco de 1 limão-siciliano

3 colheres (sopa) de água

3 colheres (sopa) de *tahine*

⅛ de colher (chá) de pimenta-de-caiena

Preaqueça o forno a 200 °C.

Preparação do grão-de-bico. Numa tigela média, misture o grão-de-bico, o azeite, o cominho, a pimenta-de-caiena e o sal marinho. Espalhe o grão-de-bico numa assadeira, formando uma camada uniforme, e asse por 30 minutos, mexendo na metade do tempo.

Enquanto o grão-de-bico está assando, coloque a couve kale numa tigela grande com o azeite e o sal marinho. Massageie delicadamente a couve com as mãos para amaciar as folhas (isso ajuda a suavizar o sabor amargo). Em seguida, prepare o molho. Numa tigela pequena, misture bem o suco de limão, a água, o *tahine* e a pimenta-de-caiena. Reserve. Quando o grão-de-bico estiver assado, adicione a uva-passa, o pepino, o abacate e o grão-de-bico à couve. Regue a salada com o molho e misture.

**Informações nutricionais:** 320 calorias; 18 g de gordura total; 2,5 g de gordura saturada; 9 g de proteína; 41 g de carboidrato; 10 g de fibras.

Receita fornecida por McKenzie Hall Jones, RDN
www.nourishRDs.com

# Salada de brócolis com sementes de linhaça e cânhamo

Esta salada combina o brócolis, rico em flavonoides, e o tomate, rico em licopeno, com o abacate, rico em gorduras monossaturadas. As amêndoas, as sementes e o azeite também contêm gorduras saudáveis. Este prato é um ótimo acompanhamento ou, se quiser transformá-la numa refeição completa, sirva com salmão ou *tofu* grelhado por cima, com uma guarnição de arroz integral ou quinoa.

**Alimentos da dieta MIND:** hortaliças, azeite de oliva, oleaginosas

**Rendimento:** 4 porções

**Tempo:** 5 minutos

**Grau de dificuldade:** fácil

360 gramas de um *mix* de talos de brócolis, cenoura e repolho--roxo cortados em tirinhas bem fininhas, à julienne

1 abacate (avocado) cortado em cubos

1 tomate picado

1 colher (sopa) de vinagre de arroz

1 colher (sopa) mais 1 colher (chá) de azeite de oliva extravirgem

1 colher (chá) de mel

2 colheres (sopa) de amêndoas laminadas

1 ½ colher (sopa) de sementes de linhaça

1 ½ colher (sopa) de sementes de cânhamo

Sal e pimenta-do-reino a gosto

Numa tigela grande, misture o *mix* de hortaliças com o abacate e o tomate. Numa tigelinha, misture o vinagre, o azeite e o mel. Regue as hortaliças, cubra com as amêndoas e sementes, e, por fim, tempere com sal e pimenta-do-reino a gosto.

**Informações nutricionais:** 210 calorias; 16 g de gordura total; 2 g de gordura saturada; 6 g de proteína; 14 g de carboidrato; 7 g de fibras.

Receita fornecida por Amy Gorin, MS, RDN
www.amydgorin.com

# Salada *fatuche*

*Fatuche*, ou *fattoush*, é uma salada feita com pedaços tostados de pão sírio, verduras folhosas e outras hortaliças. Você tem de experimentar esta salada oriental imperdível repleta de hortaliças e molho caseiro de limão.

**Alimentos da dieta MIND:** cereal integral, azeite de oliva, verdura folhosa, hortaliças
**Rendimento:** 2 porções
**Tempo:** 10 minutos
**Grau de dificuldade:** fácil

## Salada:

1 pão sírio integral

2 colheres (chá) de azeite de oliva extravirgem

½ colher (chá) de alho em pó

1 cabeça de alface-romana picada

1 tomate médio picado

½ pepino-japonês picado

½ pimentão laranja cortado em tiras

½ xícara de salsa picadinha

¼ xícara de cebolinha picadinha

## Molho:

¼ de xícara de suco de limão-siciliano

2 colheres (sopa) de azeite de oliva extravirgem

2 dentes de alho picados

1 colher (chá) de sumagre

Preaqueça o forno a 200°C. Pincele o pão sírio com azeite, salpique alho em pó e asse até que fique crocante. Depois de tostado, quebre-o em pedaços pequenos. Misture todas as hortaliças da salada. Bata ligeiramente os ingredientes do molho. Quando estiver pronto para servir, junte os pedaços de pão sírio à salada e regue com o molho.

**Informações nutricionais:** 300 calorias; 18 g de gordura total; 2,5 g de gordura saturada; 7 g de proteína; 35 g de carboidrato; 7 g de fibras.

Receita fornecida por Amanda Hernandez, MA, RD
www.nutritionistreviews.com

## Salada de couve-toscana e *grapefruit*

O sabor intenso da verdura de folhas escuras e o frescor da fruta cítrica se juntam para alegrar os dias sombrios. Esta salada é rica em sabores. A couve-toscana fornece toneladas de vitamina A, um antioxidante, e o limão contido no molho junto com a *grapefruit* fornecem vitamina C. A avelã é uma deliciosa fonte de gordura insaturada, que ajuda na absorção da vitamina A (uma vitamina lipossolúvel), bem como de proteína e vitaminas do complexo B.

**Alimentos da dieta MIND:** oleaginosas, verdura folhosa, hortaliças, azeite de oliva

**Rendimento:** 4 porções

**Tempo:** 8 minutos para preparar; 12 minutos para cozinhar

**Grau de dificuldade:** fácil

120 gramas de avelã

1 maço de folhas de couve-toscana, rasgadas em pedaços
pequenos

1 talo de erva-doce cortado em fatias de 0,5 cm

2 colheres (sopa) de endro picadinho (opcional)

1 *grapefruit*

**Molho:**

¼ de xícara de azeite de oliva extravirgem

1 colher (sopa) de vinagre de vinho tinto *pinot noir*

1 colher (sopa) de mel

Suco de 1 limão-siciliano

Suco de 1 limão-taiti

Sal e pimenta-do-reino a gosto

Preaqueça o forno a 180 °C. Espalhe as avelãs numa assadeira e leve ao forno por 10 minutos, mexendo na metade do tempo. Nesse meio-tempo, misture a couve-toscana, a erva-doce e o endro (se estiver usando) numa tigela grande. Reserve. Prepare o molho: misture muito bem todos os ingredientes. Despeje o molho na tigela grande e massageie delicadamente a salada por 1 a 2 minutos (isso suaviza o amargor da couve). Descasque, retire toda a parte branca e a película, e separe os gomos da *grapefruit*. Acrescente os gomos à salada (não tem problema se alguns partirem). Cubra com as avelãs tostadas.

**Informações nutricionais:** 290 calorias; 23 g de gordura total; 3 g de gordura saturada; 6 g de proteína; 21 g de carboidrato; 4 g de fibras.

# Salada de folhas *baby* com molho de banana e *curry*

Coloque a cenoura cortada em fatias finíssimas, a banana picada, a cebola fatiada, o pepino e os pistaches tostados sobre um leito de folhas *baby*. Tudo isso regado com um molho cremoso de banana e *curry* sem produtos lácteos. Esta salada é um verdadeiro banquete para o paladar. Nem sempre as pessoas pensam em colocar frutas na salada verde, mas elas dão um toque naturalmente doce para equilibrar os sabores mais ácidos e terrosos. Graças à doçura natural da banana nesta salada, o molho dispensa qualquer tipo de açúcar adicional. As fibras da banana e de todas as hortaliças são um paraíso prebiótico para a saúde intestinal. Por último, mas não menos importante, as diversas texturas desta salada a tornam ainda mais interessante.

**Alimentos da dieta MIND:** oleaginosas, verduras folhosas, hortaliças, azeite de oliva

**Rendimento:** 4 porções

**Tempo:** 10 minutos para preparar; 5 minutos para misturar

**Grau de dificuldade:** fácil

### Salada:

¼ de xícara de pistaches sem casca

4 xícaras de verduras folhosas *baby* orgânicas

½ xícara de pepino-japonês picado em cubos

1 cenoura média cortada em tiras finíssimas

½ cebola roxa pequena em rodelas finas

1 banana grande (não muito madura) picada

**Molho de banana e *curry***

1 colher (sopa) de *curry* em pó

¼ de xícara de azeite de oliva extravirgem

2 colheres (sopa) de vinagre de *champagne*

½ banana pequena madura

Sal e pimenta-do-reino a gosto

A outra metade da banana, cortada em rodelas, para guarnecer (opcional)

Para fazer o molho, toste o *curry* numa panela pequena em fogo médio até que ele exale seu aroma, por 1 a 2 minutos. Retire do fogo e transfira para uma tigela média. Lave a panela. Acrescente o azeite e o vinagre à tigela do *curry* e misture bem. Amasse metade da banana pequena até obter um purê bem liso e adicione lentamente à mistura de *curry*, azeite e vinagre, misturando vigorosamente para incorporar bem todos os ingredientes. Tempere com sal e pimenta-do-reino e mexa bem. O molho ficará cremoso. Reserve. Embora não seja necessário, o molho pode ser feito na véspera para apurar seu sabor.

Para preparar a salada, use a mesma panela em que tostou o *curry* para tostar os pistaches em fogo médio, até que comecem a exalar seu aroma ou ficarem levemente dourados, por 1 a 2 minutos. Transfira para uma tigela pequena e deixe esfriar. Coloque as verduras folhosas, o pepino, a cenoura, a cebola e a banana numa saladeira grande. Cubra com os pistaches. Regue a salada com o molho, misturando com uma espátula para envolver todos os ingredientes. Você também pode misturar com as mãos, usando uma luva de plástico para não fazer tanta bagunça. Se preferir, decore com as rodelas de banana.

**Informações nutricionais:** 230 calorias; 18 g de gordura total; 2 g de gordura saturada; 3 g de proteína; 18 g de carboidrato; 4 g de fibras.

# Salada de salmão e mirtilo com molho de cebola roxa

O salmão quente, a cebola roxa e os mirtilos se encaixam perfeitamente nesta salada ao combinar o sabor doce com o salgado. Excelente para servir no almoço ou no jantar.

> **Alimentos da dieta MIND:** azeite de oliva, peixe, verdura folhosa, fruta vermelha
> **Rendimento:** 4 porções
> **Tempo:** 35 minutos para preparar; 25 minutos para cozinhar
> **Grau de dificuldade:** fácil

1 cebola roxa média, finamente fatiada em meia-lua

$\frac{1}{4}$ de xícara de vinagre de vinho tinto

1 colher (chá) de açúcar

1 colher (chá) de sal, dividida

$\frac{1}{4}$ de colher (chá) de pimenta-do-reino, dividida

3 colheres (sopa) de azeite de oliva extravirgem, divididas

700 gramas de filé de salmão, cortado 4 pedaços

6 xícaras de folhas de alface rasgadas em pedaços pequenos

1 xícara de mirtilos frescos

Numa xícara que possa ir ao micro-ondas, misture a cebola, o vinagre, $1/2$ colher de chá de sal e $1/8$ de colher (chá) de pimenta-do-reino. Cubra frouxamente com filme plástico e cozinhe em alta potência por 1 minuto. Deixe descansar, mexendo de vez em quando, até que as cebolas fiquem rosadas, por aproximadamente 15 minutos. Nesse meio-tempo, preaqueça a grelha ou o *broiler*. Pincele os dois lados dos pedaços de salmão com 1 colher de azeite; salpique o sal e a pimenta-do-reino restante. Grelhe o salmão, com a pele virada para baixo, até que esteja bem cozido, por cerca de 6 minutos. Divida as folhas de alface em quatro pratos e coloque o salmão no centro. Com uma escumadeira, retire a cebola do vinagre; distribua a cebola e os mirtilos sobre o salmão e ao redor dele. Junte as duas colheres de azeite à mistura de vinagre e regue o salmão com este molho.

**Informações nutricionais:** 290 calorias; 16 g de gordura total; 2 g de gordura saturada; 30 g de proteína; 6 g de carboidrato; 1 g de fibras.

Esta receita é cortesia do Highbush Blueberry Council dos Estados Unidos
www.littlebluedynamos.com

## Salada de mirtilo, pêssego e abacate

O manjericão e o suco de limão-taiti realçam o sabor das frutas, e a cremosidade do abacate confere um toque saboroso a esta salada de frutas. Este é um lanche perfeito para qualquer hora do dia.

**Alimentos da dieta MIND:** azeite de oliva, fruta vermelha

**Rendimento:** 6 porções

**Tempo:** 20 a 25 minutos

**Grau de dificuldade:** fácil

1 colher (sopa) de azeite de oliva extravirgem

1 colher (sopa) de suco de limão-taiti

½ colher (chá) de raspas de limão-taiti

¼ de colher (chá) de sal

2 xícaras de mirtilo fresco

2 pêssegos grandes maduros picados

1 abacate (avocado) picado

1 colher (sopa) de manjericão picadinho

Numa tigela grande, misture bem o azeite, o suco de limão, as raspas de limão e o sal. Junte os mirtilos, o pêssego, o abacate e o manjericão. Misture delicadamente e sirva.

**Informações nutricionais:** 130 calorias; 8 g de gordura total; 1 g de gordura saturada; 1,5 g de proteína; 10 g de carboidrato; 4 g de fibras.

Esta receita é cortesia do Highbush Blueberry Council dos Estados Unidos

www.littlebluedynamos.com

## Salada de romã, abacate e quinoa

Esta salada é perfeita para os meses mais frescos quando a época é farorável para se encontrar romãs e abacates. Combinada com verduras folhosas substanciais e nozes-pecã, ela vale por uma refeição. Acompanhada de uma boa sopa de legumes, é um jantar simples e fácil de preparar.

> **Alimentos da dieta MIND:** cereal integral, fruta vermelha, oleaginosas, verdura folhosa, azeite de oliva
> **Rendimento:** 4 porções
> **Tempo:** 10 minutos para preparar; 50 minutos para cozinhar
> **Grau de dificuldade:** fácil

2 xícaras de quinoa cozida e fria (pode ser feito com antecedência)

1 xícara de sementes de romã

¼ de xícara de nozes-pecã picadas

1 abacate (avocado) em cubos

2 xícaras de verdura folhosa picada (couve kale ou espinafre)

¼ de xícara de manjericão fresco picado

Suco de 1 limão-taiti

1 colher (sopa) de azeite de oliva extravirgem

1 colher (sopa) de molho de romã

2 dentes de alho picados

¼ de colher (chá) de pimenta-do-reino

1 pitada de sal marinho (opcional)

Misture a quinoa, as sementes de romã, as nozes-pecã, a verdura e o manjericão numa tigela média. Numa tigelinha, combine o suco de limão, o azeite, o molho de romã, o alho, a pimenta-do-reino e o sal. Despeje este molho sobre a salada, misture bem e sirva imediatamente.

**Informações nutricionais:** 320 calorias; 16 g de gordura total; 2 g de gordura saturada; 7 g de proteína; 40 g de carboidrato; 8 g de fibras.

Receita fornecida por Sharon Palmer, RDN
www.sharonpalmer.com

# Salada de salmão, lentilha e cevada

Esta deliciosa salada foi criada em comemoração ao "Dia de Vestir Vermelho", criado pela Associação Americana de Cardiologia, numa campanha de conscientização sobre doenças cardíacas e acidente vascular cerebral em mulheres. Além de saudável para o coração, esta receita é perfeita para a dieta MIND. Lembre-se, se é bom para o coração, é bom para o cérebro.

> **Alimentos da dieta MIND:** peixe, cereais integrais, verduras folhosas, frutas vermelhas, azeite de oliva
> **Rendimento:** 1 porção, inclusive 1 colher (sopa) de molho (haverá sobra de molho)
> **Tempo:** 10 minutos para preparar; 50 minutos para cozinhar
> **Grau de dificuldade:** médio

1 filé de salmão de 120 gramas
Sal e pimenta-do-reino a gosto
$\frac{1}{2}$ xícara de lentilha
$\frac{1}{2}$ xícara de cevada
1 colher (chá) de azeite de oliva extravirgem
$\frac{1}{2}$ xícara de espinafre e microfolhas

½ laranja cortada em gomos

1 colher (sopa) de sementes de romã

2 colheres (sopa) de sementes de cânhamo e de abóbora tostadas

**Molho:**

2-3 colheres (sopa) de suco de laranja espremido na hora

2 colheres (sopa) mais 1 colher (chá) de *tahine*

2 colheres (sopa) de vinagre de maçã

1 colher (sopa) de xarope de bordo (*maple*)

1 colher (sopa) de azeite de oliva extravirgem

Preaqueça o forno a 180°C. Aqueça duas panelas pequenas com água em fogo moderado (médio a alto). Seque o salmão com papel-toalha e tempere com sal e pimenta-do-reino nos dois lados. Deixe descansar em temperatura ambiente enquanto prepara os outros ingredientes.

Quando a água ferver, cozinhe a lentilha numa panela e a cevada em outra. A lentilha cozinha em 25 minutos, e a cevada, em 45 minutos. Enquanto a lentilha e a cevada estão cozinhando, coloque o salmão com a pele para baixo numa assadeira e regue com o azeite. Asse até que, ao espetar com o garfo, a carne se separe em lascas (cerca de 20 minutos). A baixa temperatura manterá o salmão úmido.

Enquanto o salmão, a lentilha e a cevada estão cozinhando, prepare o molho misturando todos os ingredientes. Coe a cevada e a lentilha, coloque numa tigela e reserve. Quando o salmão estiver cozido, separe-o em lascas e coloque na tigela com os cereais. Acrescente todos os ingredientes restantes da salada e misture delicadamente. Distribua a salada no prato e regue com uma colher (sopa) do molho (você terá sobra deste molho delicioso).

**Informações nutricionais:** 530 calorias; 15 g de gordura total; 2 g de gordura saturada; 35 g de proteína; 60 g de carboidrato; 15 g de fibras.

Receita fornecida por Margot Witteveen, MS, RDN e LD
www.silverspoonsnutrition.co

# Tabule de sorgo e romã

Este tabule fácil de preparar usa sorgo, um cereal que não contém glúten e é uma fonte de proteína. As sementes de romã acrescentam antioxidantes e dão um toque crocante a este prato.

**Alimentos da dieta MIND:** cereal integral, azeite de oliva, fruta vermelha

**Rendimento:** 4 porções

**Tempo:** 15 minutos para preparar; 1 hora para cozinhar

**Grau de dificuldade:** fácil

1 xícara de sorgo em grão

3 xícaras de água

1 dente de alho amassado

¼ de colher (chá) de sal

2 colheres (sopa) de azeite de oliva extravirgem

4 xícaras de salsinha crespa

¼ de xícara de hortelã picada

Sementes de ½ romã

Numa panela grande, ferva o sorgo em três xícaras de água. Abaixe a temperatura e deixe cozinhar em fogo brando até que o sorgo esteja macio, por cerca de 1 hora. Coloque o sorgo resfriado numa tigela grande, adicione o alho, o sal e o azeite e misture bem. Enquanto o sorgo estiver cozinhando, pique grosseiramente a salsinha e retire as sementes de metade da romã. Junte a salsinha, a hortelã e as sementes de romã ao sorgo e misture mais uma vez.

**Informações nutricionais:** 260 calorias; 9 g de gordura total; 1 g de gordura saturada; 8 g de proteína; 44 g de carboidrato; 6 g de fibras.

Receita fornecida por Abby Langer, RD
www.abbylangernutrition.com

## Salada de farro e repolho

Esta é uma salada substanciosa e saborosa, graças ao farro e ao molho condimentado. O repolho confere um toque crocante. Para um sabor diference, substitua o repolho por talos de brócolis cortados em tirinhas bem fininhas, à julienne.

**Alimentos da dieta MIND:** verduras folhosas, cereal integral, azeite de oliva
**Rendimento:** 4 porções
**Tempo:** 30 minutos
**Grau de dificuldade:** fácil

2 ½ xícaras de repolho-roxo ou branco cortado em tirinhas

2 xícaras de farro cozido (de acordo com as instruções da embalagem)

3 hastes de cebolinha-verde picadas

½ xícara de salsinha picadinha

3 colheres (sopa) de suco de laranja

1 ½ colher (sopa) de azeite de oliva extravirgem

1 dente de alho picado

¼ de colher (chá) de pimenta-vermelha em flocos

½ colher (chá) de cominho em pó

½ colher (chá) de pimenta chili em pó

¼ de colher (chá) de cúrcuma

Numa tigela grande, misture o repolho, o farro, a cebolinha e a salsinha. Numa tigelinha, misture o suco de laranja, o azeite, o alho, a pimenta em flocos, o cominho, a pimenta chili em pó e a cúrcuma. Regue a salada com este molho, misture e sirva.

**Informações nutricionais:** 230 calorias; 6 g de gordura total; 1 g de gordura saturada; 8 g de proteína; 38 g de carboidrato; 6 g de fibras.

Esta receita é cortesia do Oldways Whole Grains Council www.oldwayspt.org e www.wholegrainscouncil.org

## Gaspacho de frutas vermelhas

Os dias quentes de verão são perfeitos para uma sopa fria, e nada melhor no verão do que frutas vermelhas.

**Alimentos da dieta MIND:** vinho, frutas vermelhas
**Rendimento:** 4 porções
**Tempo:** 45 minutos, mais 4 a 6 horas para resfriar
**Grau de dificuldade:** médio

## Gaspacho:

1 garrafa de vinho *riesling*

1 maço de hortelã fresca

1 raminho de manjericão

3 xícaras de morango cortados ao meio

Raspas e suco de 1 limão-siciliano

## Acabamento:

4 colheres (chá) de amêndoas laminadas tostadas

½ xícara de mirtilos

4 colheres (chá) de azeite de oliva extravirgem, para finalizar

1 pitada de pimenta-do-reino

1 pitada de sal do Himalaia

Numa panela média, misture o vinho, a hortelã e o manjericão e deixe ferver. Abaixe o fogo e deixe cozinhar em fogo brando até que o vinho reduza pela metade.

Nesse meio-tempo, toste as amêndoas laminadas em fogo baixo até que comecem a mudar de cor e a exalar seu aroma, por cerca de 2 ou 3 minutos. Reserve.

Depois que o vinho tiver reduzido pela metade, retire cuidadosamente a hortelã e o manjericão e descarte. Junte os morangos, as raspas e o suco de limão e cozinhe por 5 minutos para amolecer os morangos. Com uma batedeira manual, bata os ingredientes até obter uma consistência lisa. Cozinhe por mais

5 minutos. Tire do fogo e deixe resfriar durante 15 minutos. Transfira para outro recipiente e leve à geladeira até esfriar completamente, por 4 a 6 horas. Quando estiver pronto para servir, divida em quatro cumbuquinhas e salpique os mirtilos e as amêndoas laminadas. Regue cada uma delas com 1 colher (chá) de azeite. Adicione 1 pitada de sal e pimenta-do-reino.

**Informações nutricionais:** 260 calorias; 6 g de gordura total; 1 g de gordura saturada; 2 g de proteína; 17 g de carboidrato; 3 g de fibras.

## Sopa de frango com tortilhas

Esta é uma receita rápida e fácil que tem todos os sabores de uma clássica sopa sonorense mexicana. Embora a lista de ingredientes pareça longa, são os temperos e as guarnições que a deixam longa. Não tem nada de sofisticado, somente uma combinação de ingredientes frescos e produtos básicos da despensa. Usando hortaliças frescas e enlatadas, esse prato saboroso e saudável é um banquete para os olhos e para as papilas gustativas.

**Alimentos da dieta MIND:** azeite de oliva, hortaliças, frango, cereais integrais

**Rendimento:** 6 porções

**Tempo:** 10 a 15 minutos; 20 minutos para cozinhar

**Grau de dificuldade:** fácil

2 colheres (chá) de azeite de oliva extravirgem

1 xícara de cebola picada

1 pimenta jalapeño sem sementes e picada (opcional)

1 lata (120 gramas) de pimenta verde suave

3 tomates médios, sem sementes e picados

2 dentes de alho amassados e picados

1 colher (sopa) de extrato de tomate

1 colher (sopa) de cominho em pó

1 colher (chá) de coentro em pó

¼ de colher (chá) de orégano desidratado

6 xícaras de caldo de frango com baixo teor de sódio

450 gramas de frango cozido e desfiado (esta receita usa frango assado de rotisseria)

⅓ de xícara (ou mais) de coentro fresco, mais um pouco para guarnecer (opcional)

2 colheres (sopa) de suco de limão-taiti espremido na hora, mais um pouco para colocar por cima (opcional)

⅛ de colher (chá) de sal

¼ de colher (chá) de pimenta-do-reino

**Tirinhas de tortilhas:**

6 tortilhas de milho

Óleo de canola em *spray*

**Guarnições (opcional):**

1 abacate (avocado) cortado em cubos

½ xícara de creme azedo *light* ou iogurte grego natural

Preaqueça o forno a 180 °C. Numa panela grande, aqueça o azeite em fogo médio e refogue a cebola, a pimenta jalapeño e a pimenta verde por alguns minutos. Junte os tomates e o alho e mexa bem. Acrescente a massa de tomate e deixe que se incorpore aos outros ingredientes, por cerca de 1 minuto. Adicione o cominho, o coentro em pó e o orégano e misture bem. Aumente o fogo e coloque o caldo e depois o frango. Depois que a sopa ferver, abaixe o fogo e cozinhe por 10 minutos. Acrescente o coentro fresco, o suco de limão, sal e pimenta-do-reino. Misture bem. Retire a sopa do fogo e tampe a panela para mantê-la quente. Para preparar as tirinhas de tortilha, empilhe 3 tortilhas e corte em tiras de mais ou menos 1 cm. Repita o processo. Distribua as tiras sobre uma assadeira forrada com papel-alumínio, borrife óleo de canola em *spray* e coloque no forno. Asse por 10 a 15 minutos ou até dourar. Cuidado para não queimar as tortilhas! Distribua a sopa nas cumbucas e, para guarnecer, cubra com as tiras de tortilha e as outras guarnições opcionais, inclusive abacate, creme azedo ou iogurte, suco de limão extra e (o meu favorito) mais coentro fresco!

**Informações nutricionais:** 200 calorias; 8 g de gordura total; 2 g de gordura saturada; 26 g de proteína; 8 g de carboidrato; 1,5 g de fibras.

Receita fornecida por Christy Wilson, RDN
www.christywilsonnutrition.com

## Sopa de lentilha vermelha e batata-doce

Quando o tempo esfria, nada melhor que uma sopa quentinha. Esta sopa de lentilhas vermelhas é perfeita para essas ocasiões e é muito fácil de preparar. A melhor parte desta receita é que, com todos os seus nutrientes e sabores, certamente fará um grande sucesso na sua família e entre seus amigos. Graças à batata-doce, a sopa é rica em potássio, magnésio, ferro, cálcio e manganês, e contém 400% da quantidade diária recomendada de vitamina A. Isso é algo a ser comemorado.

> **Alimentos da dieta MIND:** azeite de oliva, hortaliças
> **Rendimento:** 9 porções (1 xícara)
> **Tempo:** 5 minutos para preparar; 30 minutos para cozinhar
> **Grau de dificuldade:** fácil

2 colheres (sopa) de azeite de oliva extravirgem

1 colher (chá) de cominho em pó

¼ de colher (chá) de gengibre em pó ou ½ colher (chá) de gengibre ralado

1 colher (sopa) de *curry*

1 cebola picada

1 dente de alho picado

½ xícara de cenoura picada

2 batatas-doces médias cortadas em cubo (cerca de 3 xícaras)

3 xícaras de água

4 xícaras de caldo de legumes com baixo teor de sódio

1 ½ xícara de lentilha vermelha partida

Salsinha para guarnecer (opcional)

Aqueça o azeite numa panela de sopa em fogo médio. Adicione o cominho, o gengibre e o *curry* e cozinhe até que exalem seu aroma, por 1 ou 2 minutos. Coloque a cebola e refogue até ela ficar translúcida. Junte o alho e deixe dourar. Acrescente a cenoura e a batata-doce, mexendo por 1 a 2 minutos, depois coloque a água, o caldo e a lentilha. Tampe e deixe ferver em fogo baixo. Depois que ferver, destampe a panela e deixe cozinhar por 25 minutos, ainda em fogo baixo. Bata a sopa com uma batedeira manual. Pode usar também um liquidificador em velocidade baixa, contanto que divida em porções (assim ficará mais fácil bater a sopa). Sirva salpicado com salsinha, se preferir.

**Informações nutricionais:** 180 calorias; 4 g de gordura total; 1 g de gordura saturada; 8 g de proteína; 28 g de carboidrato; 5 g de fibras.

Receita fornecida por Tracee Yablon Brenner, RD e CHHC
www.triadtowellness.com

# Sopa de abóbora batã com *curry* e gengibre

Levemente doce e condimentada, esta sopa está repleta de sabores. Repleta de vitamina A e fibras e com o toque picante do gengibre fresco, logo se tornará uma de suas receitas saudáveis prediletas.

**Alimentos da dieta MIND:** azeite de oliva, hortaliças, leguminosas (*tofu*)

**Rendimento:** 4 porções

**Tempo:** 8 minutos para preparar; 22 minutos para cozinhar

**Grau de dificuldade:** fácil

2 colheres (chá) de azeite de oliva extravirgem

1 cebola pequena picada

1 pedaço de 2,5 cm de gengibre descascado e ralado (separe um pouquinho para guarnecer)

4 dentes de alho picados

2 colheres (chá) de *garam masala* ou *curry* em pó

4 xícaras de abóbora batã (abóbora-manteiga) cortada em cubos

4 xícaras de caldo de frango ou de legumes

1 xícara de *tofu* macio

2 colheres (chá) de salsinha picada

Sal e pimenta-do-reino a gosto

Numa panela grande aqueça o azeite em fogo médio e refogue a cebola até ela ficar translúcida, depois tempere com sal e pimenta-do-reino. Acrescente o gengibre e o alho e refogue novamente até que exalem seu aroma, por cerca de 1 minuto. Adicione o *curry* e, em seguida, a abóbora e o caldo e deixe ferver. Abaixe o fogo e cozinhe por 20 minutos ou até que a abóbora esteja macia. Junte o *tofu*. Bata a sopa com uma batedeira manual até obter uma mistura lisa. Tempere com sal e pimenta--do-reino. Sirva a sopa quente, salpicada com salsinha e gengibre fresco.

**Informações nutricionais:** 150 calorias; 5 g de gordura total; 1 g de gordura saturada; 7 g de proteína; 21 g de carboidrato; 3 g de fibras.

# Sopa de feijão-branco com macarrão integral

Esta sopa substanciosa e saudável vai aquecer você num dia frio. O sabor terroso, porém delicado, do feijão-branco combina com a textura complexa do cereal integral e com o sabor do macarrão integral. Esta sopa também pode ser servida como prato principal ou acompanhamento.

**Alimentos da dieta MIND:** azeite de oliva, hortaliças, leguminosas, cereais integrais
**Rendimento:** 6 porções
**Tempo:** 10 minutos para preparar; 35 minutos para cozinhar
**Grau de dificuldade:** fácil

2 colheres (sopa) mais 6 colheres (chá) de azeite de oliva extra-virgem, divididas

1 cebola grande picada

Sal e pimenta-do-reino a gosto

3 cenouras grandes picadas

3 talos grandes de salsão picados

1 couve-flor triturada, com consistência de arroz

2 xícaras de caldo de legumes

2 xícaras de água

1 lata (450 gramas) de feijão-branco, escorrido e enxaguado

Suco e 1 limão-siciliano

Sal grosso marinho

Numa panela grande, aqueça bem o azeite em fogo médio. Acrescente a cebola e tempere com sal e pimenta-do-reino. Refogue até que a cebola esteja murcha e aromática. Junte a cenoura, o salsão e a couve-flor. Misture bem e cozinhe até que as hortaliças estejam macias, por 3 a 5 minutos. Acrescente o caldo de legumes, a água e o feijão e deixe ferver. Abaixe o fogo e cozinhe por 25 minutos, mexendo de vez em quando. Deixe ferver novamente e coloque o macarrão. Cozinhe até a massa ficar "al dente", por 6 a 8 minutos, dependendo do tipo de massa. Na hora de servir, regue cada cumbuca com um fio de azeite, algumas gotas de limão espremido na hora e uma pitadinha de sal grosso.

**Informações nutricionais:** 320 calorias; 15 g de gordura total; 2 g de gordura saturada; 11 g de proteína; 41 g de carboidrato; 10 g de fibras.

# LANCHES, ACOMPANHAMENTOS E PATÊS

## Aspargos assados com limão

O aspargo é uma hortaliça de baixa caloria e rica em vitaminas e fibras. É o complemento perfeito para o salmão com crosta de mostarda e endro (p. 217).

**Alimentos da dieta MIND:** hortaliça, azeite de oliva
**Rendimento:** 4 porções
**Tempo:** 5 minutos para preparar; 10 a 12 minutos para cozinhar
**Grau de dificuldade:** fácil

1 maço de aspargos (corte a extremidade dura)
1 colher (sopa) de azeite de oliva extravirgem
1 colher (chá) de raspas frescas de limão-siciliano
Sal e pimenta-do-reino a gosto
Suco de limão-siciliano, para finalizar

Preaqueça o forno a 200°C. Misture os aspargos com o azeite e as raspas de limão e tempere com sal e pimenta-do-reino. Coloque-os numa assadeira, numa única camada. Asse por 10 a 12 minutos. Depois que tirar do forno, regue com um pouquinho de limão.

**Informações nutricionais:** 50 calorias; 4 g de gordura total; 1 g de gordura saturada; 2 g de proteína; 3 g de carboidrato; 1 g de fibras.

Receita fornecida pela *chef* Allison Schaff, MS, RD e LD
www.prepdish.com

## Couve com sementes de mostarda

A couve, uma hortaliça da família das crucíferas, é nutritiva e rica em cálcio, bem como em vitaminas A e C. Esta receita usa couve com uma combinação saborosa de vinagre de maçã, sementes de mostarda e azeite.

**Alimentos da dieta MIND:** azeite de oliva; verdura folhosa
**Rendimento:** 4 porções
**Tempo:** 8 minutos para preparar; 15 minutos para cozinhar
**Grau de dificuldade:** fácil

2 colheres (sopa) de azeite de oliva extravirgem
1 cebola pequena fatiada em rodelas
1 dente de alho picado
1 colher (sopa) de sementes de mostarda

1 maço de couve cortada em tiras

2 colheres (sopa) de vinagre de maçã

2 colheres (sopa) de água

Numa frigideira média, refogue a cebola no azeite por aproximadamente 5 minutos. Em seguida, acrescente o alho e deixe dourar levemente. Junte as sementes de mostarda e agite a frigideira até que elas estourem, por mais ou menos 1 minuto. Adicione a couve e depois o vinagre e a água. Tampe por 7 a 10 minutos. Sirva imediatamente.

**Informações nutricionais:** 75 calorias; 7 g de gordura total; 1 g de gordura saturada; 1 g de proteína; 3 g de carboidrato; 1 g de fibras.

Receita fornecida por Tracee Yablon Brenner, RD e CHHC

www.triadtowellness.com

## *Bok choy baby* ao alho

Este acompanhamento rápido e simples deixa a qualidade e o sabor de seus poucos ingredientes saudáveis brilharem.

**Alimentos da dieta MIND:** verdura folhosa, azeite

**Rendimento:** 2 porções

**Tempo:** 5 minutos para preparar; 5 minutos para cozinhar

**Grau de dificuldade:** fácil

1 colher (chá) de azeite de oliva extravirgem

3 dentes de alho amassados

1 maço de acelga-chinesa *baby* lavado e seco

Sal e pimenta-do-reino a gosto

Refogue o alho no azeite numa frigideira antiaderente até que ele exale seu aroma. Procure não dourar demais nem queimar o alho. Com uma escumadeira, retire o alho e reserve. Coloque o *bok choy* na frigideira e tempere com um pouquinho de sal e pimenta-do-reino. Cozinhe até o ponto desejado ou até que as folhas fiquem macias e murchas, por cerca de 3 minutos. Retire do fogo. Retorne o alho à frigideira e misture bem antes de servir.

**Informações nutricionais:** 80 calorias; 3 g de gordura total; 0 g de gordura saturada; 7 g de proteína; 11 g de carboidrato; 4 g de fibras.

# Couve-de-bruxelas assada

Toda cozinha saudável deve ter uma forma infalível de incluir a couve-de-bruxelas em seus pratos. Uma das melhores maneiras de preparar essa hortaliça crucífera mantendo a sua doçura natural e reduzindo o seu amargor sem comprometer a sua textura é no forno. A couve-de-bruxelas menor e mais nova fica melhor nesta receita.

**Alimentos da dieta MIND:** hortaliça, azeite de oliva

**Rendimento:** 6 porções

**Tempo:** 45 minutos

**Grau de dificuldade:** fácil

3 xícaras de couves-de-bruxelas aparadas e cortadas ao meio

2 cebolas grandes grosseiramente picadas

1 dente de alho picado

Suco de 1 limão-siciliano

Sal e pimenta-do-reino a gosto

Preaqueça o forno a 230°C. Misture bem todos os ingredientes numa tigela grande. Distribua numa assadeira grande e asse por 20 a 25 minutos, mexendo as couves-de-bruxelas na metade do tempo para virar a hortaliça.

**Informações nutricionais:** 120 calorias; 9 g de gordura total; 1 g de gordura saturada; 2 g de proteína; 8 g de carboidrato; 2 g de fibras.

# *Pilaf* de aveia com uva-do-monte (*cranberry*) e pistache

Desafiada pelo Cranberry Institute a criar um prato para as festas de fim de ano com aveia, uva-do-monte (*cranberry*), pistache e cúrcuma, Sharon Palmer elaborou essa receita vegetariana supersimples, nutritiva e saborosa preparada numa única panela e com uma pequena lista de ingredientes.

**Alimentos da dieta MIND:** azeite de oliva, hortaliças, oleaginosas, fruta vermelha, cereal integral

**Rendimento:** 8 porções

**Tempo:** 7 minutos para preparar; 33 minutos para cozinhar

**Grau de dificuldade:** fácil

1 colher (chá) de azeite de oliva extravirgem

1 cebola pequena picada

3 talos de salsão (com as folhas) picados

1 dente de alho picado

½ xícara de cogumelos picados

2 colheres (sopa) de salsa picadinha

¼ de colher (chá) de cúrcuma em pó

1 colher (chá) de manjerona em pó

½ colher (chá) de pimenta-do-reino

⅓ de xícara de pistaches sem casca

1 xícara de uvas-do-monte (*cranberries*), inteiras em lata

2 xícaras de caldo de legumes

1 ½ xícara de aveia em flocos

Aqueça o azeite numa frigideira grande de ferro e refogue a cebola, o salsão e o alho por 5 minutos. Adicione o cogumelo, a salsinha, a cúrcuma, a manjerona, a pimenta-do-reino e os pistaches e refogue por mais 3 minutos. Nesse meio-tempo, aqueça o forno a 180°C. Junte as uvas-do-monte, o caldo de legumes e a aveia e mexa até obter uma mistura homogênea. Transfira a frigideira para a grade de cima do forno e asse por 25 minutos, até que o *pilaf* fique dourado e macio.

**Informações nutricionais:** 170 calorias; 5 g de gordura total; 1 g de gordura saturada; 8 g de proteína; 26 g de carboidrato; 5 g de fibras.

Receita fornecida por Sharon Palmer, RDN
www.sharonpalmer.com

# Salada de *freekeh* com mirtilo

Esta salada é deliciosa e substanciosa. Mirtilos e *freekeh* formam uma combinação perfeita com a adição de diversos sabores e ervas, como salsinha e cebolinha-verde. É excelente como acompanhamento ou almoço. Com fibras e proteína, ela vai manter você saciado e pronto para enfrentar o dia.

**Alimentos da dieta MIND:** cereal integral, azeite de oliva, fruta vermelha, oleaginosa

**Rendimento:** 4 porções

**Tempo:** 20 minutos para preparar; 40 minutos para cozinhar

**Grau de dificuldade:** fácil

1 xícara de *freekeh* ou farro

2 xícaras de caldo de frango

4 colheres (sopa) de azeite de oliva extravirgem

3 colheres (sopa) de vinagre de maçã

¼ de colher (chá) de sal

¼ de colher (chá) de pimenta-do-reino

½ xícara de mirtilos secos

½ xícara de mirtilos frescos

½ xícara de pistaches sem casca, tostados e picados

1 maçã fuji picada (ou qualquer outro tipo de maçã)

¼ de xícara de salsinha picada

2 colheres (sopa) de cebolinha-verde picada

Numa frigideira média, toste o *freekeh* em fogo moderado (médio a alto) por 2 a 3 minutos, mexendo sempre, até que ele exale seu aroma. Adicione o caldo de frango e deixe ferver. Abaixe o fogo, tampe e deixe cozinhar por 20 a 25 minutos ou até que todo o líquido tenha sido absorvido. Retire a frigideira do fogo e deixe descansar por 10 minutos.

Nesse meio-tempo, faça o molho: numa tigelinha, misture o azeite, o vinagre, o sal e a pimenta-do-reino e reserve. Transfira o *freekeh* para uma tigela grande. Junte os mirtilos secos e frescos, os pistaches, a maçã, a salsinha e a cebolinha. Regue a salada com o molho e misture bem.

**Informações nutricionais:** 340 calorias; 21 g de gordura total; 3 g de gordura saturada; 6 g de proteína; 32 g de carboidrato; 8 g de fibras.

Esta receita é cortesia do Highbush Blueberry Council dos Estados Unidos
www.littlebluedynamos.com

## Triguilho com laranja

Sharon Palmer criou esta receita depois de comer uma "Salada síria de trigo e laranja" num restaurante na Grécia. Após estudar os ingredientes e os sabores, ela tentou reproduzir sua experiência culinária: o acentuado toque cítrico, os temperos exóticos e os grãos e oleaginosas crocantes que compunham um prato saboroso e substancioso. Eis o resultado.

**Alimentos da dieta MIND:** cereal integral, hortaliças, oleaginosas, azeite de oliva
**Rendimento:** 10 porções
**Tempo:** 15 minutos para preparar; 15 minutos para cozinhar (e tempo adicional para resfriar)
**Grau de dificuldade:** fácil

4 xícaras de água
2 xícaras de triguilho fino
2 laranjas médias descascadas e picadas
1 pepino picado
½ xícara de pinolis
½ xícara de manjericão fresco grosseiramente picado
1 ½ colher (sopa) de azeite de oliva extravirgem
Suco de 1 limão-siciliano
1 colher (sopa) de molho de romã
2 dentes de alho picados
¼ de colher (chá) de pimenta-da-jamaica em pó
1 colher (chá) de cominho
¼ de colher (chá) de pimenta-de-caiena
Sal e pimenta-do-reino a gosto

Coloque a água numa panela média, tampe e deixe ferver. Desligue o fogo, acrescente o triguilho, mexa com rapidez, tampe novamente e deixe descansar por 7 minutos. Destampe a panela e mexa com um garfo. Depois de frio, misture o triguilho com a laranja, o pepino, os pinolis e as folhas de manjericão.

Numa tigelinha, misture o azeite, o suco de limão, o molho de romã, o alho, a pimenta-da-jamaica, o cominho, a pimenta-de-caiena e o sal. Regue a salada com este molho e misture bem. Se necessário, ajuste a quantidade de sal. Leve à geladeira até a hora de servir.

**Informações nutricionais:** 190 calorias; 7 g de gordura total; 1 g de gordura saturada; 5 g de proteína; 29 g de carboidrato; 6 g de fibras.

Receita fornecida por Sharon Palmer, RDN

www.sharonpalmer.com

# Cuscuz com melão, pistache e hortelã ao estilo mediterrâneo

Esta é uma salada doce e ao mesmo tempo salgada com frutas, oleaginosas e hortelã sobre um delicado leito de cereal integral. É simples, porém elegante. Enquanto o cuscuz cozinha, você pode cortar o melão, o pistache e a hortelã e preparar o molho.

**Alimentos da dieta MIND:** cereal integral, oleaginosas, azeite de oliva

**Rendimento:** 3 porções

**Tempo:** 15 minutos para preparar; 5 minutos para misturar; e 20 minutos para resfriar

**Grau de dificuldade:** fácil

½ xícara de cuscuz integral

1 xícara de caldo de legumes com baixo teor de sódio

1 xícara de melão cortado em cubos

30 pistaches sem casca, levemente salgados e picados

4 folhas de hortelã grosseiramente picadas

**Molho:**

2 colheres (sopa) de azeite de oliva extravirgem

1 colher (sopa) de vinagre de vinho tinto (ou qualquer vinagre
que preferir)

1 colher (chá) de mostarda tipo Dijon

½ colher (chá) de mel

1 pitada de sal e de pimenta-do-reino

Coloque o cuscuz numa panela com o caldo de legumes. Deixe ferver, mexa, desligue o fogo e tampe por 5 a 10 minutos para que o líquido seja absorvido (o cuscuz continuará cozinhando). Solte o cuscuz com um garfo e deixe esfriar. Coloque o cuscuz frio numa tigela média e junte o melão picado, o pistache e a hortelã. Misture os ingredientes do molho e regue o cuscuz. Bom apetite!

**Informações nutricionais:** 280 calorias; 15 g de gordura total; 2 g de gordura saturada; 5 g de proteína; 30 g de carboidrato; 2 g de fibras.

Receita fornecida por Vicki Shanta Retelny, RDN e LDN

www.simplecravingsrealfood.com

# Quinoa festiva

Esta salada colorida fica linda sobre um leito de salada de folhas pequenas ou servida com *chips* de tortilha integral como aperitivo. Esta receita é flexível, portanto adicione ou altere os ingredientes que preferir. Acrescente edamame ou frango desfiado e sirva como prato principal. Tomates frescos também são uma excelente opção.

**Alimentos da dieta MIND:** cereais integrais, hortaliças, leguminosas, azeite de oliva
**Rendimento:** 6 porções
**Tempo:** 10 minutos para preparar; 20 minutos para cozinhar; e 30 minutos para resfriar
**Grau de dificuldade:** fácil

1 xícara de quinoa
2 xícaras de caldo de legumes
2 espigas de milho assadas e debulhadas
1 pimentão vermelho assado e picado
1 lata (450 gramas) de feijão-preto enxaguado e escorrido
3 raminhos de cebolinha-verde picados
½ xícara de coentro picado
Suco de 3 limões tahiti
2 colheres (sopa) de azeite de oliva extravirgem
1 colher (chá) de cominho em pó
½ colher (chá) de sal
¼ de colher (chá) de pimenta-do-reino
⅛ de colher (chá) de pimenta-de-caiena

Coloque a quinoa e o caldo numa panela média. Deixe ferver, tampe e cozinhe por 15 minutos ou até que a quinoa esteja macia. Numa tigela grande, misture a quinoa, o milho, o pimentão, o feijão-preto, a cebolinha e o coentro. Numa tigelinha, misture o suco de limão, o azeite e os temperos. Regue a mistura de quinoa com este molho. Cubra e leve à geladeira por pelo menos 30 minutos para apurar o sabor.

**Informações nutricionais:** 240 calorias; 7 g de gordura total; 1 g de gordura saturada; 9 g de proteína; 37 g de carboidrato; 6 g de fibras.

Esta receita é cortesia do Oldways Whole Grains Council www.oldwayspt.org, www.wholegrainscouncil.org

# Amaranto com pimentão e repolho

Este prato oriundo da América Latina é uma maneira deliciosa de usar repolho, uma das hortaliças preferidas no inverno. O leve ardor da pimenta poplano complementa perfeitamente os grãos apimentados de amaranto, mas sinta-se à vontade para substituir por pimentão se preferir.

**Alimentos da dieta MIND:** cereal integral, hortaliças, azcite de oliva, verdura folhosa

**Rendimento:** 4 porções

**Tempo:** 1 hora e meia

**Grau de dificuldade:** fácil

2 xícaras de água

1 xícara de amaranto

2 dentes de alho picados

1 pimentão verde, sem sementes e picado

1 pimenta poplano (ou substitua por outro pimentão) sem sementes e picada

2 colheres (sopa) de azeite de oliva extravirgem

¼ da cabeça de um repolho-roxo, cortado em tirinhas compridas

Sal e pimenta-do-reino a gosto

Coloque a água e o amaranto para ferver, abaixe o fogo e cozinhe com a panela semitampada, por 30 a 35 minutos até ficar inchado e macio. Retire a panela do fogo, tampada, e deixe descansar por 15 minutos para o cereal inchar mais um pouco. Nesse meio-tempo, numa panela grande e rasa, refogue o alho e a pimenta picada no azeite até que fiquem cozidos. Junte o repolho, tempere com sal e pimenta-do-reino e cozinhe por mais 5 minutos com a panela tampada. Acrescente delicadamente o amaranto, reaqueça e sirva.

**Informações nutricionais:** 270 calorias; 11 g de gordura total; 1,5 g de gordura saturada; 8 g de proteína; 38 g de carboidrato; 6 g de fibras.

Esta receita é cortesia do Oldways Whole Grains Council www.oldwayspt.org, www.wholegrainscouncil.org

## Risoto de aveia com cogumelos

Ao contrário de alguns cereais, a aveia libera a sua cremosidade quase instantaneamente, o que a torna ideal para um risoto de cereal. Este prato rústico combina excepcionalmente bem com frutos do mar.

**Alimentos da dieta MIND:** azeite de oliva, hortaliças, cereal integral
**Rendimento:** 4 porções
**Tempo:** 10 minutos para preparar; 35 minutos para cozinhar
**Grau de dificuldade:** médio

3 xícaras de caldo de legumes com baixo teor de sódio
½ xícara de vinho branco
1 colher (sopa) de azeite de oliva extravirgem
1 cebola pequena picada
2 dentes de alho picados
1 ½ xícara de cogumelo-paris fatiado
1 xícara de aveia em flocos
Sal e pimenta-do-reino a gosto
2 colheres (sopa) de sálvia fresca picada

Aqueça o caldo de legumes e o vinho numa panela pequena em fogo moderado (baixo a médio) sem deixar ferver. Enquanto o caldo está esquentando, aqueça o azeite numa panela grande em fogo médio e refogue a cebola por 3 minutos, mexendo de vez em quando. Acrescente o alho e os cogumelos e cozinhe por mais 1 minuto. Junte a aveia e ½ xícara do caldo quente à panela. Mexa constantemente em fogo médio até que toda a umidade tenha sido absorvida. Repita o processo, adicionando ½ xícara do caldo por vez, até acabar o caldo e a aveia ficar com uma consistência cremosa, por cerca de 20 a 25 minutos. Coloque o sal e a pimenta-do-reino e ajuste o tempero. Divida o risoto em quatro cumbuquinhas e guarneça com a sálvia.

**Informações nutricionais:** 250 calorias; 6 g de gordura total; 1 g de gordura saturada; 8 g de proteína; 35 g de carboidrato; 6 g de fibras.

Esta receita é cortesia do Oldways Whole Grains Council, adaptada por Sharon Palmer, RDN
www.oldwayspt.org, www.wholegrainscouncil.org

# Tomatinhos recheados com guacamole

Esses tomates recheados fazem o maior sucesso nas festas. São muito divertidos de comer e quando você coloca um na boca sente uma explosão de sabores. É difícil acreditar que cada porção dessas belezinhas contém seis gramas de fibras. As gorduras boas ficam por conta do avocado. Dá vontade de comer tudo sozinho! A receita é muito fácil, mas é preciso certa habilidade e paciência para rechear os tomatinhos com o guacamole.

**Alimentos da dieta MIND:** hortaliça
**Rendimento:** 4 porções (5 tomates por porção)
**Tempo:** 20 minutos
**Grau de dificuldade:** médio

20 tomates-cereja
1 abacate (avocado) amassado
Suco de 1 limão-taiti
1 dente de alho amassado
1 colher (sopa) de coentro picado (opcional)
1 manga pequena bem picadinha

Depois de lavados, corte cuidadosamente uma fatia bem fina na base de cada tomate para que eles fiquem em pé. Cuidado para não cortar demais e fazer uma abertura no fundo. Usando um boleador de melão ou uma faca, retire o miolo, deixando os tomates ocos. Numa tigela, misture o abacate, o suco de limão, o alho e o coentro. Corte a manga em cubos bem miudinhos para que caibam dentro dos tomates. Recheie delicadamente os tomates com o avocado, cubra com um pedacinho de manga e sirva como um petisco saudável.

**Informações nutricionais:** 190 calorias; 8 g de gordura total; 1 g de gordura saturada; 4 g de proteína; 30 g de carboidrato; 6 g de fibras.

Receita fornecida por Lyssie Lakatos e Tammy Lakatos Shames, RD, CDN e CFT, conhecidas também como The Nutrition Twins® www.NutritionTwins.com

## Feijão com sementes de abóbora à moda de Iucatã

Este petisco é muito fácil de fazer e um exemplo perfeito do grande potencial do feijão enlatado. Juntos, as sementes de abóbora e o suco limão conferem um sabor incomum, porém delicioso. Sirva puro como salada de feijão, com bolachas salgadas ou pão, ou sobre um leito de alface.

**Alimentos da dieta MIND:** hortaliça, leguminosa
**Rendimento:** 8 porções
**Tempo:** 15 minutos
**Grau de dificuldade:** fácil

¼ de xícara de sementes de abóbora

1 lata (450 gramas) de feijão-branco enxaguado e escorrido

1 tomate picadinho

⅓ de xícara de cebola branca ou roxa picada

⅓ de xícara de coentro picadinho

3 ou 4 colheres (sopa) de suco de limão-taiti

Sal e pimenta-do-reino a gosto

Toste as sementes de abóbora numa frigideira pequena em fogo médio, sacudindo a frigideira constantemente, por 3 minutos, ou até que elas estejam levemente douradas. Transfira as sementes para uma tigela para esfriar. Pique grosseiramente as sementes num processador de alimentos ou com uma faca afiada. Numa saladeira média, misture as sementes de abóbora, o feijão, o tomate, a cebola, o coentro e o suco de limão. Tempere com sal e pimenta-do-reino. Misture bem. Ajuste o tempero, se desejar.

**Informações nutricionais:** 90 calorias; 2 g de gordura total; 0 g de gordura saturada; 5 g de proteína; 12 g de carboidrato; 3 g de fibras.

Esta receita é cortesia do Oldways Whole Grains Council, adaptada pelo *chef* Steven Raichlen

www.oldwayspt.org

## Pistaches com alecrim

Um pouquinho de alecrim quente e aromático ressalta o delicado sabore do pistache. Esta receita é muito fácil, mas transforma o pistache num petisco delicioso, simples assim.

> **Alimentos da dieta MIND:** azeite de oliva, oleaginosa
> **Rendimento:** 2 porções, cerca de 25 pistaches cada
> **Tempo:** 1 minuto para preparar; 4 minutos para cozinhar
> **Grau de dificuldade:** fácil

1 colher (sopa) de azeite de oliva extravirgem

2 colheres (sopa) de alecrim fresco picado

30 gramas de pistaches com casca (cerca de 49 pistaches, ou ½ xícara)

Sal e pimenta a gosto

Aqueça o azeite numa panela média em fogo moderado (baixo a médio). Adicione o alecrim e mexa até que ele exale seu aroma, por 1 ou 2 minutos. Acrescente o pistache e mexa constantemente, ou faça movimentos circulares com a panela, até que os pistaches fiquem cobertos por igual, por 1 ou 2 minutos. Se desejar, tempere com sal e pimenta-do-reino. Tire a panela do fogo. Quentinhos ou em temperatura ambiente, os pistaches são deliciosos.

**Informações nutricionais:** 150 calorias; 14 g de gordura total; 2 g de gordura saturada; 3 g de proteína; 5 g de carboidrato; 2 g de fibras.

# Pipoca de sorgo

Pipoca de sorgo é um petisco popular na Índia. Assim como o milho de pipoca, a maioria dos outros grãos tem um núcleo denso e úmido. Ao serem aquecidos, a umidade se transforma em vapor, aumentando a pressão interna e fazendo com que eles estourem. O milho de pipoca provavelmente é o que mais satisfaz, mas o sorgo vem em segundo lugar (quase todos os outros grãos, embora possam ser "estourados", resultam em algo que poderia ser mais bem descrito como "estufados").

> **Alimentos da dieta MIND:** cereal integral, azeite de oliva
> **Rendimento:** 2 porções
> **Tempo:** 2 minutos para preparar; 6 minutos para cozinhar
> **Grau de dificuldade:** fácil

$\frac{1}{4}$ de xícara de sorgo seco, dividida em duas porções
1 colher (chá) de pimenta-vermelha em flocos
1 colher (chá) de raspas de limão-taiti
1 colher (sopa) de azeite de oliva extravirgem

Coloque a metade do sorgo num saco de papel marrom limpo, dobrando a boca para fechá-lo. Coloque o saco no micro-ondas com o lado dobrado para baixo. Aqueça por 3 minutos, mas fique atento, pois pode ser que não precise dos 3 minutos. Tire do micro-ondas quando o intervalo entre os estouros for mais de 10 segundos. Esvazie com cuidado o conteúdo do saco numa tigela grande. Salpique a pimenta-vermelha em flocos e as raspas de limão e faça movimentos circulares com a tigela para o tempero se espalhar por igual. Regue com azeite. Usando uma luva de plástico, misture bem todos os ingredientes.

**Informações nutricionais:** 140 calorias; 8 g de gordura total; 1 g de gordura saturada; 3 g de proteína; 17 g de carboidrato; 2 g de fibras.

# Salsa básica

A salsa, um molho típico mexicano, é um dos alimentos mais versáteis e apreciados do mundo. Com sabores frescos e picantes que dão vida a qualquer prato, é amado pelos nutricionistas, pois usa frutas e hortaliças naturalmente saudáveis, conferindo sabor sem excesso de sal, açúcar e gordura saturada. Todo mundo deve ter uma salsa básica em seu repertório. Combina com tudo, é fácil de fazer e um excelente ponto de partida.

**Alimentos da dieta MIND:** hortaliças

**Rendimento:** 4 porções (¼ de xícara cada)

**Tempo:** 10 minutos para preparar, mais 1 hora para resfriar (opcional)

**Grau de dificuldade:** fácil

3 tomates picados

1 cebola média picada

¼ de xícara de coentro lavado, seco e picado

Suco de 3 limões tahiti

Sal e pimenta-do-reino a gosto

Misture o tomate, a cebola, o coentro e o suco de limão. Tempere com sal e pimenta-do-reino a gosto, mas lembre-se de que o sabor vai se acentuar com o tempo.

**Informações nutricionais:** 30 calorias; 0 g de gordura total; 0 g de gordura saturada; 1 g de proteína; 8 g de carboidrato; 1 g de fibras.

# Salsa de feijão-preto

A salsa de feijão-preto é bastante substanciosa. É mais um acompanhamento do que um molho propriamente dito, ou até mesmo uma refeição, dependendo da quantidade.

**Alimentos da dieta MIND:** leguminosas, cereais integrais
**Rendimento:** 5 porções (½ xícara cada)
**Tempo:** 10 minutos para preparar; pelo menos mais 30 minutos na geladeira
**Grau de dificuldade:** fácil

1 lata (450 gramas) de feijão-preto, enxaguado e escorrido
3 tomates picados
¼ de xícara de cebola roxa picada
1 xícara de milho fresco, congelado ou enlatado
⅛ de colher (chá) de cominho
½ xícara (chá) de coentro fresco lavado, seco e picado
2 hastes de cebolinha-verde picadas
Suco de 1 limão-taiti
Sal e pimenta-do-reino a gosto

Coloque todos os ingredientes numa tigela grande e misture para incorporar os sabores. Tampe e deixe descansar na geladeira por pelo menos ½ hora.

**Informações nutricionais:** 150 calorias; 1 g de gordura total; 0 g de gordura saturada; 8 g de proteína; 29 g de carboidrato; 6 g de fibras.

# Patê de alho assado

Assado, o alho perde o seu sabor forte e fica suave e cremoso. Alho assado é gostoso com tudo: fatias de pão integral, misturado no purê de batata ou usado em molhos de salada. De quebra, vai deixar um aroma delicioso na sua cozinha.

> **Alimentos da dieta MIND:** hortaliça, azeite de oliva
> **Rendimento:** 32 porções (¼ de cabeça de alho por porção)
> **Tempo:** 1 hora e 20 minutos
> **Grau de dificuldade:** fácil

8 cabeças de alho
½ xícara de azeite de oliva extravirgem
Sal e pimenta-do-reino a gosto (opcional)

Preaqueça o forno a 200°C. Corte o topo das cabeças do alho (os dentes de alho ficarão um pouco expostos). Forre uma assadeira com papel-alumínio e coloque as cabeças de alho no centro da assadeira. Regue todas elas com azeite. Se desejar, tempere com sal e pimenta-do-reino a gosto. Envolva as cabeças de alho com a folha de alumínio, fazendo uma trouxinha, e asse por 1 hora até que a faca possa perfurar facilmente os dentes. Retire do forno, deixe esfriar e, com os dedos, esprema a polpa do alho para dentro de uma tigelinha. Amasse com uma colher ou um garfo.

**Informações nutricionais:** 40 calorias; 3 g de gordura total; 0 g de gordura saturada; 1 g de proteína; 3 g de carboidrato; 0 g de fibras.

# BEBIDAS E SOBREMESAS

## Leite de amêndoas

É fácil fazer leite de amêndoas em casa. Além disso, você poderá controlar a quantidade de frutos usados (a maioria dos leites de amêndoas comprados na verdade contém pouquíssima amêndoa). Teste a quantidade de amêndoas até chegar à textura e ao sabor desejados. Experimente usar outras oleaginosas com os mesmos métodos descritos neste livro (p. ex., avelã, castanha-de-caju).

**Alimentos da dieta MIND:** oleaginosas
**Rendimento:** 4 porções
**Tempo:** 10 minutos para preparar (mais o molho de um dia para o outro) e 1 hora ou mais para resfriar (opcional)
**Grau de dificuldade:** fácil

1 xícara de amêndoas demolhadas de um dia para o outro
  (pode ser feito antecipadamente)
4 xícaras de água

2 tâmaras Medjool sem caroço

1 colher (chá) de baunilha ou extrato de amêndoa

pitada de sal

Enxágue e escorra as amêndoas demolhadas. Coloque todos os ingredientes no liquidificador e bata em velocidade alta. Coe com um morim numa tigela grande. Reserve a polpa para usar em pães, bolos, mingau ou batidas. Se desejar, coe mais uma vez. Guarde o leite de amêndoas numa jarra com tampa (vidros de conserva são ótimos). Deixe gelar, se preferir. Agite antes de servir.

**Informações nutricionais:** 20 calorias; 5 g de gordura total; 0 g de gordura saturada; 1 g de proteína; 3 g de carboidrato; 0 g de fibras.

# Leite de aveia

De sabor suave, o leite de aveia é uma alternativa simples ao leite de origem animal, além do baixo custo para se fazer em casa. Teste diferentes quantidades de água até chegar à consistência desejada.

**Alimento da dieta MIND:** cereal integral

**Rendimento:** 4 porções

**Tempo:** 5 a 10 minutos, mais1 hora para resfriar

**Grau de dificuldade:** fácil

4 xícaras de água

1 xícara de aveia em flocos

2 tâmaras Medjool sem caroço

1 colher (chá) de extrato de baunilha

pitada de sal

Ferva a água numa panela pequena. Em seguida, abaixe o fogo, coloque todos os ingredientes e cozinhe em fogo baixo por 5 minutos. Bata bem todos os ingredientes num processador de alimentos ou no liquidificador. Coe numa peneira fina sobre uma tigela grande, reservando a parte sólida para usar em batidas, sopas ou mingaus. Se quiser, coe novamente. Guarde numa jarra com tampa (vidros de conserva são ótimos). Leve à geladeira por pelo menos 1 hora. Agite antes de servir.

**Informações nutricionais:** 30 calorias; 5 g de gordura total; 0 g de gordura saturada; 1 g de proteína; 5 g de carboidrato; 0 g de fibras.

## Superbatida

As batidas são uma das maneiras mais fáceis de fazer com que até mesmo as pessoas mais enjoadas passem a consumir frutas e hortaliças. O termo "superalimento" não tem um significado técnico, mas aqui se refere aos alimentos integrais riquíssimos em nutrientes dos grupos de alimentos da dieta MIND. Use esta receita como um guia inicial, depois experimente suas próprias combinações. Escolha verduras folhosas de sabor suave (caso contrário poderá ficar muito amarga). Para torná-la ainda mais nutritiva, esta receita em particular leva sementes de chia e de cânhamo.

**Alimentos da dieta MIND:** oleaginosas, verdura folhosa, hortaliças, frutas vermelhas
**Rendimento:** 4 porções
**Tempo:** 15 minutos
**Grau de dificuldade:** fácil

2 colheres (sopa) de sementes de chia
1 xícara de leite de amêndoas
2 xícaras de couve kale
½ xícara de cenoura picada
¼ de xícara de mirtilos frescos ou congelados
¼ de xícara de morangos frescos ou congelados
¼ de xícara de framboesas frescas ou congeladas
2 colheres (sopa) de pasta de amêndoa
1 colher (sopa) de sementes de cânhamo
½ xícara de suco de romã puro

Coloque as sementes de chia e o leite de amêndoas numa tigela média e misture bem. Deixe descansar na geladeira. Nesse meio-tempo, bata os ingredientes restantes no multiprocessador ou liquidificador até obter uma mistura bem lisa. Acrescente o leite de amêndoas com chia (que deve ter uma consistência gelatinosa) e bata mais um pouco. Distribua em quatro copos e sirva.

**Informações nutricionais:** 170 calorias; 8 g de gordura total; 1 g de gordura saturada; 5 g de proteína; 18 g de carboidrato; 5 g de fibras.

# Shake de aveia, amêndoa e framboesa

Repleto de antioxidantes, gorduras saudáveis para o coração, cereais integrais e proteína, este *shake* vai ajudá-lo a começar o dia cheio de disposição, a recuperar a sua energia no meio da tarde ou a reabastecer o seu corpo depois de uma sessão de exercícios. Como ele contém 18 gramas de fibras, você estará suprindo mais de 70% da quantidade diária recomendada desse importante nutriente. Este *shake* alimenta o suficiente para servir de refeição, ou pode ser divido em duas porções e consumido como lanche, ainda assim substancial. Guarde a outra metade para mais tarde ou divida com um amigo.

**Alimentos da dieta MIND:** fruta vermelha, cereal integral, oleaginosas
**Rendimento:** 1 porção
**Tempo:** 10 minutos
**Grau de dificuldade:** fácil

1 xícara de framboesas congeladas
¾ de xícara de leite semidesnatado ou um leite alternativo
3 colheres (sopa) de aveia em flocos
2 colheres (sopa) de amêndoas
1 colher (sopa) de linhaça

Bata todos os ingredientes no liquidificador até obter uma mistura lisa. Coloque no copo e bom apetite.

**Informações nutricionais:** 490 calorias; 29 g de gordura total; 3 g de gordura saturada; 21 g de proteína; 46 g de carboidrato; 18 g de fibras.

# Cookies de banana com gotas de chocolate

Quem é que não aprecia *cookies* com gotinhas de chocolate? Em vez de uma opção pesada com farinha refinada e adição de açúcar, prefira um *cookie* com ingredientes nutritivos, repleto de cereais integrais e proteína. Esta receita leva apenas alguns minutos para preparar e até mesmo quem não tem experiência nenhuma na cozinha conseguirá fazê-la.

> **Alimento da dieta MIND:** cereal integral
> **Rendimento:** 18 porções
> **Tempo:** 5 minutos para preparar; 15 minutos para assar
> **Grau de dificuldade:** fácil

1 banana grande amassada

¾ de xícara de iogurte grego *light* sabor baunilha

1 ovo

1 xícara de farinha de aveia

¼ de colher (chá) de extrato de baunilha

1 colher (chá) de fermento em pó

¼ de colher (chá) de sal

½ xícara de *chips* de chocolate amargo

Preaqueça o forno a 200°C e forre uma assadeira com papel-manteiga. Numa tigela grande, coloque a banana, o iogurte e a baunilha e misture bem. Bata o ovo e acrescente aos ingredientes líquidos. Junte os ingredientes secos (menos os *chips* de chocolate) e misture bem. Acrescente os *chips* de chocolate e mexa até que fiquem distribuídos por igual. Coloque colheradas da massa na assadeira forrada e asse por 15 a 18 minutos, até que as bordas estejam levemente douradas. Sirva quente ou frio e guarde o que sobrar na geladeira.

**Informações nutricionais:** 60 calorias; 1,5 g de gordura total; 0,5 g de gordura saturada; 3 g de proteína; 9 g de carboidrato; 2 g de fibras.

Receita fornecida por Erin Palinski-Wade, RD e CDE
www.erinpalinski.com

# Creme de chia

As sementes de chia encontradas nas prateleiras dos super-mercados hoje em dia é parente das que eram usadas para fazer crescer cabelo verde nos "bonecos ecológicos" há alguns anos, mas não é a mesma. A chia que conquistou um lugar no coração e na mente das pessoas que se preocupam com a saúde tem uma quantidade maior de gorduras ômega-3 (ácido alfa-linolênico) de origem vegetal do que a linhaça, e muito mais fibras que a aveia. As sementes, assim como as oleaginosas, geralmente são fontes concentradas de nutrientes, portanto não admira que a chia seja rica em nutrientes. A adição de oleaginosas e frutas vermelhas faz com que este creme seja aprovado pelos nutricionistas.

**Alimentos da dieta MIND:** oleaginosas, leguminosas, fruta vermelha
**Rendimento:** 4 porções
**Tempo:** 15 minutos
**Grau de dificuldade:** fácil

1 ½ xícara de leite de amêndoas sem adição de açúcar

½ xícara de *tofu* macio

½ colher (chá) de extrato de amêndoa ou baunilha

¼ de xícara de sementes de chia

¼ de xícara de amêndoas laminadas

1 xícara de mirtilos frescos

Numa tigela média, misture bem o leite de amêndoas, o *tofu* e o extrato. Acrescente a chia, misture bem novamente e deixe descansar por 10 minutos. Nesse meio-tempo, aqueça uma frigideira pequena em fogo moderado (baixo a médio) e doure levemente as amêndoas laminadas, mexendo sem parar. Retire do fogo e reserve. Junte delicadamente os mirtilos à mistura de chia. Distribua em partes iguais em tigelinhas, guarneça com um pouquinho de amêndoas e sirva imediatamente. Ou coloque na geladeira e sirva gelado. Nesse caso, deixe para colocar nas tigelinhas e guarnecer com as amêndoas na hora de servir.

**Informações nutricionais:** 190 calorias; 12 g de gordura total; 1 g de gordura saturada; 7 g de proteína; 16 g de carboidrato; 7 g de fibras.

## Sorvete de banana e mirtilo

Com apenas três ingredientes e sem necessidade de máquina de fazer sorvete, este "sorvete" de banana e mirtilos é uma maneira rápida e fácil de satisfazer qualquer apaixonado por doces sem precisar adicionar açúcar.

> **Alimento da dieta MIND:** fruta vermelha
> **Rendimento:** 4 porções
> **Tempo:** 5 minutos mais 2 horas de antecedência para congelar as bananas
> **Grau de dificuldade:** fácil

2 bananas picadas e congeladas

1 xícara de mirtilos congelados

2 baunilhas em vagem (favas) cortadas em sentido longitudinal

Congele as bananas em rodelas por pelo menos duas horas. Isso pode ser feito com antecedência.

Bata todos os ingredientes no liquidificador ou processador de alimentos. Acrescente as sementes de baunilha das favas e bata mais, até obter uma mistura cremosa. Raspe as laterais do aparelho para garantir que todos os ingredientes fiquem bem misturados. Distribua em tigelinhas individuais e sirva.

**Informações nutricionais:** 140 calorias; 1 g de gordura total; 0 g de gordura saturada; 2 g de proteína; 35 g de carboidrato; 5 g de fibras.

Esta receita é cortesia do Highbush Blueberry Council dos Estados Unidos

www.littlebluedynamos.com

## Musse de chocolate, banana e framboesa

Em questão de minutos você pode preparar uma deliciosa sobremesa que vai saciar a sua vontade de comer chocolate sem precisar adicionar açúcar.

**Alimentos da dieta MIND:** oleaginosa, fruta vermelha
**Rendimento:** 2 porções
**Tempo:** 10 minutos
**Grau de dificuldade:** fácil

2 bananas médias
¼ de xícara de cacau em pó, sem adição de açúcar
¼ de xícara de pasta de amêndoas
⅓ de xícara de framboesas congeladas
2 tâmaras sem caroço

Bata todos os ingredientes no liquidificador ou processador de alimentos até obter uma consistência lisa. Distribua em tigelinhas individuais e sirva imediatamente, ou refrigere e sirva gelado.

**Informações nutricionais:** 380 calorias; 20 g de gordura total; 2,5 g de gordura saturada; 11 g de proteína; 51 g de carboidrato; 13 g de fibras.

Esta receita é cortesia do National Processed Raspberry Council
www.redrazz.org

QUARTA PARTE

# Dicas e Ferramentas

CAPÍTULO 8

# ESTILO DE VIDA PARA TER UM CÉREBRO SADIO

Uma alimentação saudável e um estilo de vida saudável oferecem muitos benefícios. Este capítulo analisa as recomendações de especialistas em doença de Alzheimer e do Instituto Nacional do Envelhecimento dos Estados Unidos. As sete diretrizes quanto à alimentação e ao estilo de vida para prevenir a doença de Alzheimer, apresentadas a seguir, são resultado de uma mesa redonda com especialistas do Congresso Internacional de Nutrição realizado em Washington D.C, em 2013. Notadamente, a dra. Martha Clare Morris, uma das maiores pesquisadoras da dieta MIND, ajudou na elaboração dessas diretrizes. Elas foram publicadas na revista *Neurobiology of Aging*, em 2014. Os cientistas observam conscienciosamente que as evidências científicas ainda não estão completas e que eles compilaram essas diretrizes práticas para o dia a dia usando o princípio da precaução (ou seja, melhor prevenir que remediar), com base nas melhores evidências disponíveis atualmente. Aqui está um resumo das diretrizes:

1. Evite gorduras saturadas e trans.
2. A maior parte da sua alimentação deve ser composta por hortaliças, leguminosas, frutas e cereais integrais.

**3.** Coma alimentos, em vez de tomar suplementos, para obter vitamina E.

**4.** Encontre uma boa fonte de vitamina $B_{12}$ todos os dias.

**5.** Se tomar multivitaminas, exclua os sais minerais, principalmente ferro e cobre.

**6.** Evite alumínio, que pode ser encontrado em panelas, antiácidos, fermento em pó e outros produtos.

**7.** Caminhe a passos rápidos por 40 minutos dia sim, dia não.

Muitas das recomendações devem parecer familiares, pois estão alinhadas com os conselhos sobre alimentação e estilo de vida dirigidos ao público em geral, como comer mais hortaliças e fazer exercícios regularmente. Outras são mais específicas às pesquisas sobre declínio cognitivo e Alzheimer, como evitar o alumínio.

Este livro abordou as quatro primeiras recomendações, e a diretriz número 7 é autoexplicativa; portanto, vamos falar rapidamente sobre as diretrizes 5 e 6.

**Diretriz nº 5: evite multivitaminas com ferro e cobre.** Ferro e cobre são nutrientes essenciais importantes para a saúde. No entanto, alguns estudos indicam que a ingestão excessiva desses sais minerais, sobretudo em combinação com uma alimentação rica em gordura saturada, contribui para o desenvolvimento de problemas cognitivos e aumenta o risco de doença de Alzheimer. As multivitaminas geralmente contêm grandes quantidades de ferro e cobre, embora a maioria das pessoas obtenha os níveis recomendados desses nutrientes por meio da alimentação. A menos que seja uma recomendação médica, é melhor retirar esses nutrientes da alimentação e, se tomar uma multivitamina, escolher uma que contenha somente vitaminas.

**Diretriz nº 6: evite alumínio.** Há controvérsias em relação ao papel do alumínio na doença de Alzheimer. Alguns pesquisadores pedem cautela, enquanto a maioria dos especialistas concorda que não existem evidências suficientes para afirmar categoricamente que ele aumenta o risco de Alzheimer. Sabe-se que, em níveis suficientemente altos, o alumínio tem potencial neurotóxico. Ele foi encontrado no cérebro das pessoas que têm essa doença, e estudos realizados na Europa encontraram níveis mais elevados desse mal em áreas em que a água encanada tinha um teor mais alto de alumínio.

---

### DIRETRIZES DE ESTILO DE VIDA PARA PROMOVER A SAÚDE E O BEM-ESTAR

O Instituto Nacional do Envelhecimento (NIA) dos Estados Unidos tem diretrizes mais amplas de estilo de vida para melhorar a saúde e o bem-estar em geral e para diminuir a probabilidade de quadros que podem aumentar o risco de Alzheimer, como doenças cardiovasculares e diabetes.

♦ Alimentação saudável

♦ Atividade física

♦ Peso saudável

♦ Abstinência do fumo

O NIA também recomenda que adultos mais velhos participem de atividades voltadas para socialização e estimulação mental. Aqui estão alguns exemplos de atividades sociais positivas:

♦ Ir ao teatro ou a eventos esportivos

♦ Viajar com um grupo de amigos

- Visitar familiares e amigos
- Servir refeições num refeitório comunitário
- Ser voluntário num abrigo para animais, escola, biblioteca ou hospital local

Estimule a sua mente fazendo algumas destas atividades:

- Faça um curso de culinária ou de informática
- Forme ou faça parte de um clube de leitura
- Aprenda a tocar um instrumento musical
- Jogue cartas ou outros jogos com amigos
- Cante em um coral

---

O alumínio não tem nenhum papel na biologia humana, portanto não há nenhuma desvantagem em evitar a exposição a esse elemento químico. Para ser bastante cauteloso, é melhor minimizar a exposição a ele até que a ciência tenha avançado. O alumínio está presente em algumas marcas de fermento em pó, antiácidos, medicamentos para hemorroida e outros medicamentos vendidos sem receita médica; e também em misturas para bolo, desodorantes e antitranspirantes, duchas íntimas, queijo processado, picles, pasta de dente e sal de mesa. Como aditivo alimentar, o alumínio é usado como agente de endurecimento em produtos em conserva para ajustar o pH de fermento em pó em produtos de confeitaria, como agente emulsificante em patês de queijo processado e em colorantes alimentares. Leia a lista de ingredientes de produtos industrializados para ver se contém alumínio.

CAPÍTULO 9

# INFORMAÇÕES ÚTEIS

## Dez atalhos práticos na cozinha para facilitar a dieta MIND

O ideal é usar alimentos frescos e saudáveis. Mas quando você não tiver tempo e os alimentos estiverem fora da estação, use esses excelentes atalhos para tornar a dieta MIND ainda vez mais fácil de seguir.

**1.** Verduras folhosas congeladas são encontradas o ano todo.

**2.** Outros tipos de hortaliças congeladas também são encontrados o ano todo.

**3.** Quanto às frutas vermelhas, procure consumir muitas frutas frescas quando for a estação delas e, no restante do ano, compre frutas congeladas.

**4.** Quanto às oleaginosas, compre a granel. Separe porções semanais e congele o que não for usar imediatamente. Elas vão durar pelo menos seis meses.

**5.** Feijão e outras leguminosas em conserva economizam muito tempo, mas não deixe de enxaguar antes de usar para eliminar resíduos e a maior quantidade de sódio possível. Melhor ainda, compre marcas com baixo teor de sódio. E, se possível, escolha embalagens que não contenham BPA.

6. Ao comprar cereais, prefira os de cozimento rápido, para reduzir o tempo de preparo. Cereais congelados reaquecem bem, inclusive arroz vermelho e quinoa.

7. Alguns tipos de peixe são vendidos em embalagens cartonadas, latas ou vidros, como atum, salmão, sardinha, cavalinha e anchovas.

8. Quanto às aves, é muito mais fácil comprar um frango pronto na *rotisserie* do supermercado para economizar tempo.

9. Compre vidros menores de azeite de oliva extravirgem de boa qualidade, para que se mantenham frescos e conservem os polifenóis.

10. Em relação aos vinhos, lembre-se de beber aqueles que você prefere – essa é a única regra. Se precisar de ajuda, alguns vinhos populares e versáteis são *pinot noir*, entre os tintos, e *chardonnay* entre os brancos.

## Dez maneiras inusitadas de usar os alimentos da dieta MIND

A dieta MIND valoriza os alimentos simples, naturais e integrais. Isso não significa que ela seja monótona. Pelo contrário, aqui estão dez maneiras de pensar sobre os alimentos clássicos da dieta MIND.

1. *Brownies* de feijão-preto úmidos e deliciosos e não levam farinha. Como purê, o feijão-preto substitui a farinha e

contém mais fitonutrientes e fibras. Ninguém jamais vai adivinhar que o ingrediente secreto é feijão-preto.

2. As verduras folhosas não servem apenas para saladas; experimente batê-las com sua fruta congelada preferida e você nem vai perceber que tem uma hortaliça no copo; ou então, na forma de suco verde, com gengibre e maçã.

3. Acrescente *tofu* macio a batidas e sopas para conferir cremosidade sem a adição de creme de leite. O sabor suave do *tofu* vai muito bem tanto em pratos doces como salgados, além de fornecer proteína vegetal.

4. Comer peixe no café da manhã parece inusitado, mas experimente. Amasse uma anchova em azeite de oliva extravirgem, misture com tomates picados e coma sobre torradas.

5. Estoure sorgo como pipoca. A pipoca de sorgo é branca, macia e ligeiramente menor que de milho com a qual você está acostumado. Arroz selvagem, amaranto, quinoa, cevada, trigo cm grãos e painço, todos estouram, ou pelo menos inflam.

6. Transforme a couve-flor em arroz ou cuscuz: corte a cabeça da couve-flor em quatro partes, tire o miolo duro e o talo, separe os buquês e corte-os em pedaços do tamanho que preferir para arroz ou cuscuz (ou corte-os em pedaços grandes e bata rapidamente no processador de alimentos, ou no liquidificador, até obter a sua consistência preferida). Refogue por 5 a 7 minutos em azeite extravirgem, em fogo médio, e acrescente algumas hortaliças verdes para fazer um prato saudável de acompanhamento.

7. Frutas vermelhas grelhadas são absolutamente deliciosas como sobremesa, sem adição de açúcar. Escolha suas frutas vermelhas preferidas e embrulhe-as numa folha de alumínio forrada com papel-manteiga (experimente colocar um pouquinho de raspas de limão-siciliano e vinagre balsâmico para enriquecer o sabor) e grelhe por cerca de 5 minutos.

8. O mingau de aveia matinal fica muito bom como um prato salgado. Experimente aveia com *kimchi*, um ovo *poché* e cebolinha-verde; ou coma com frango desfiado e seu molho preferido.

9. Substitua o macarrão por hortaliças. Faça espaguete ou lasanha de abobrinha.

10. Coloque manteiga ou creme de oleaginosas e aveia nas vitaminas para dar cremosidade, adicionar sabor e também aumentar o conteúdo de proteína e gordura saudável.

## Dez principais proteínas vegetais

As proteínas vegetais são baratas, sustentáveis e deliciosas. Aqui estão dez opções que você pode experimentar. Cada uma delas tem pelo menos 5 gramas de proteína por porção.

1. *Tofu* firme – 11 g por ½ xícara
2. Sementes de cânhamo – 10 g por 30 g
3. Trigo Kamut – 10 g por xícara (cozido)
4. Feijão-branco – 9 g por ½ xícara (cozido)
5. Quinoa – 8 g xícara (cozida)
6. Feijão-preto – 8 g por ½ xícara (cozido)
7. Arroz selvagem – 7 g por xícara (cozido)

**8.** Amêndoas – 6 g por 30 g

**9.** Pistaches – 6 g por 30 g

**10.** Trigo-sarraceno em grão – 6 g por xícara (cozido)

## Dez opções sustentáveis de peixes e frutos do mar

Peixes e frutos do mar sustentáveis são capturados ou cultivados de modo que os danos ambientais ou a outras espécies animais sejam mínimos. As opções abaixo foram dadas pelo Monterey Bay Aquarium recentemente, em 2016. Para informações mais atualizadas, entre em contato com eles em www.seafoodwatch.org.

**1.** Truta do ártico (cultivada)

**2.** Robalo asiático (cultivado nos EUA, cultivado no Vietnã)

**3.** Mariscos, mexilhões e ostras

**4.** Bacalhau do Pacífico (Alasca)

**5.** Peixe-carvão-do-pacífico (Alasca, cultivado no Canadá)

**6.** Salmão (Alasca, Nova Zelândia)

**7.** Sardinhas do Pacífico (Canadá, EUA)

**8.** Vieiras (cultivadas)

**9.** Camarão (cultivados nos EUA, Alasca)

**10.** Truta arco-íris (cultivada nos EUA)

## Os dez lanches mais simples

Comer não tem de ser complicado. Na verdade, às vezes não há nada mais gostoso e mais nutritivo que pratos simples. Veja a seguir dez ideias de lanches saudáveis, deliciosos e fáceis de preparar.

1. Damasco fresco com 49 pistaches
   **Alimento da dieta MIND:** oleaginosa
   **Informações nutricionais:** 180 calorias, 13 g de gordura total, 2 g de gordura saturada, 6 g de proteína, 12 g de carboidrato, 4 g de fibras

2. Meia xícara de morangos cortados ao meio com 23 amêndoas
   **Alimento da dieta MIND:** fruta vermelha, oleaginosa
   **Informações nutricionais:** 200 calorias, 16 g de gordura total, 1 g de gordura saturada, 7 g de proteína, 11 g de carboidrato, 4 g de fibras

3. Uma fatia de torrada integral coberta com um quarto de abacate (avocado), umas gotinhas de limão-siciliano e pimenta-vermelha em flocos.
   **Alimento da dieta MIND:** cereal integral
   **Informações nutricionais:** 120 calorias, 6 g de gordura total, 1 g de gordura saturada, 4 g de proteína, 14 g de carboidrato, 4 g de fibras

4. Quinze minicenouras regadas com duas colheres de chá de azeite de oliva extravirgem, uma colher de chá de vinagre balsâmico e 1 pitada de pimenta-do-reino.
   **Alimentos da dieta MIND:** hortaliça, azeite de oliva
   **Informações nutricionais:** 150 calorias, 9 g de gordura total, 1 g de gordura saturada, 1 g de proteína, 15 g de carboidrato, 4 g de fibras

**5.** Um tomate maduro picado com um quarto de xícara de atum e regado com duas colheres de chá de azeite de oliva extravirgem, umas gotinhas de limão-siciliano e pimenta-do-reino.
**Alimentos da dieta MIND:** peixe, azeite de oliva
**Informações nutricionais:** 150 calorias, 10 g de gordura total, 1 g de gordura saturada, 11 g de proteína, 5 g de carboidrato, 1 g de fibras

**6.** Três xícaras de pipocas estouradas a ar quente (na pipoqueira elétrica ou no micro-ondas) regadas com um fio de azeite de oliva extravirgem e alecrim.
**Alimentos da dieta MIND:** cereal integral, azeite de oliva
**Informações nutricionais:** 170 calorias, 10 g de gordura total, 1 g de gordura saturada, 3 g de proteína, 19 g de carboidrato, 3 g de fibras

**7.** Meia xícara de rodelas de pepino temperadas com uma colher de sopa de vinagre de *champagne* e pimenta-do--reino.
**Alimento da dieta MIND:** hortaliça
**Informações nutricionais:** 10 calorias, 0 g de gordura total, 0 g de gordura saturada, 0 g de proteína, 1 g de carboidrato, 0 g de fibras

**8.** Uma xícara de rúcula *baby* com cinco morangos fatiados e uma colher (sopa) de vinagre balsâmico.
**Alimentos da dieta MIND:** verdura folhosa, fruta vermelha, azeite de oliva

**Informações nutricionais:** 70 calorias, 4 g de gordura total, 1 g de gordura saturada, 1 g de proteína, 7 g de carboidrato, 2 g de fibras

9. Meia xícara de mirtilos misturados com um quarto de xícara de granola e regados com uma colher de chá de azeite de oliva extravirgem
   **Alimentos da dieta MIND:** fruta vermelha, cereal integral, azeite de oliva extravirgem
   **Informações nutricionais:** 190 calorias, 6 g de gordura total, 1 g de gordura saturada, 3 g de proteína, 33 g de carboidrato, 3 g de fibras

10. *Crudités*, inclusive palitinhos de cenoura de aproximadamente 7,5 cm (4), pimentão vermelho (8) e salsão (4) com uma colher (sopa) de mostarda tipo Dijon
    **Alimento da dieta MIND:** hortaliças
    **Informações nutricionais:** 50 calorias, 1 g de gordura total, 0 g de gordura saturada, 2 g de proteína, 9 g de carboidrato, 3 g de fibras

## Alimentos da estação

Os alimentos que estão no auge da estação têm mais qualidade, são mais saborosos e mais baratos. Isso vale para hortifrutigranjeiros, peixes e frutos do mar. Porém, a melhor maneira de saber o que está na época na sua região específica é indo ao mercado de orgânicos local.

Congelados e enlatados (verifique se o recipiente não contém BPA) são boas opções para consumir alimentos conservados na alta estação.

## MELHORES ALIMENTOS DA DIETA MIND POR ESTAÇÃO

| ESTAÇÃO | ALIMENTOS |
|---|---|
| Inverno | ◆ Tubérculos e verduras folhosas mais duras de cozinhar, como couves<br>◆ Cogumelos, cebola, alho-poró, batata-inglesa, batata-doce, inhame, nabo, abóbora<br>◆ Azeites do hemisfério norte |
| Primavera | ◆ Morango e verduras folhosas mais delicadas, desde alface até vagem e aspargos<br>◆ Brócolis, repolho, vagem, alface, cogumelos, cebola, alho-poró, ervilha, espinafre<br>◆ Azeites do hemisfério norte |
| Verão | ◆ Frutas vermelhas em geral e folhas delicadas para salada<br>◆ Amora, mirtilo, cereja, framboesa, morango<br>◆ Salmão (*in natura*)<br>◆ Beterraba, pimentão, milho, pepino, berinjela, alho, vagem, feijão-de-lima, cogumelos, ervilha, rabanete, abóbora e abobrinha<br>◆ Azeites do hemisfério sul |
| Outono | ◆ Vegetais duros como brócolis e couve-de-bruxelas<br>◆ Beterraba, brócolis, couve-de-bruxelas, cenoura, couve-flor, alho, gengibre, cogumelos, pastinaca abóbora, batata-doce, inhame, demais abóboras de inverno<br>◆ Uva-do-monte (*cranberries*)<br>◆ Azeites do hemisfério sul |
| O ano todo | ◆ Cereais secos<br>◆ Oleaginosas<br>◆ Feijão<br>◆ Vinho<br>◆ Azeite<br>◆ Aves |

# Breve resumo da dieta MIND

Esta é uma planilha simples e prática para você consultar e levar consigo para se lembrar do que deve comer e o que deve evitar na dieta MIND.

| O QUE COMER | |
|---|---|
| **Diariamente** | ♦ 3 porções de cereais integrais<br>♦ 1 porção de hortaliças<br>♦ 1 taça de vinho (150 ml) |
| **Quase todos os dias** | ♦ Verduras folhosas (6 vezes por semana)<br>♦ Oleaginosas (5 vezes por semana) |
| **Dia sim, dia não** | ♦ Leguminosas (3 vezes por semana) |
| **Duas vezes por semana** | ♦ Aves<br>♦ Frutas vermelhas |
| **Uma vez por semana** | ♦ Peixes |

| O QUE EVITAR | |
|---|---|
| **Menos de 1 colher de sopa por dia** | ♦ Manteiga<br>♦ Margarina |
| **Menos de cinco vezes por semana** | ♦ Guloseimas de confeitaria e<br>♦ doces |
| **Menos de quatro vezes por semana** | ♦ Carne vermelha |
| **Menos de uma porção por semana** | ♦ Queijo integral<br>♦ Frituras/*fast-food* |

# Uma pitada de bom senso

Quando falamos em nutrir o corpo com uma boa alimentação não estamos nos referindo a alimentos ou nutrientes isolados, mas ao que eles fornecem e como eles agem juntos. É por isso que os especialistas no assunto promovem padrões alimentares saudáveis com equilíbrio e variedade. O todo é mais importante que qualquer uma das partes. Embora isso torne uma alimentação saudável um esforço mais complexo, é fundamental para uma boa nutrição. Há algumas "regras práticas" fundamentais para a nutrição que são importantes para avaliar qualquer conselho alimentar.

**Há mais de um caminho para saúde.** A dieta MIND se baseia em estudos científicos, mas até mesmo os pesquisadores observam que as pesquisas sobre demência estão apenas começando. Para todos aqueles que se preocupam com a saúde do cérebro, a dieta MIND pode fazer mais bem que mal, e como ela se baseia nas dietas Mediterrânea e DASH, há muitas boas razões para seguir esse regime em prol da saúde do coração e do bem-estar geral. Lembre-se, porém, que há outras dietas saudáveis, inclusive padrões alimentares de outras culturas que promovem a saúde cardiovascular e a longevidade, como os do leste asiático e da Índia.

**Às vezes mais não é melhor.** Uma regra de nutrição bem conhecida é que os nutrientes (e, sem dúvida, os alimentos que os fornecem) afetam a saúde humana de uma maneira não linear. Isso significa que algo em excesso, mesmo que seja bom, nem sempre é melhor. Às vezes não acrescenta nada e, outras vezes, é toxico. Em vez disso, é bom pensar na maneira com que os nutrientes afetam as funções corporais como uma curva em forma de sino. O organismo pode funcionar muito bem numa grande amplitude de níveis de ingestão, mas níveis muito baixos causam deficiências e níveis muito altos causam toxicidade. Obter nutrientes nos extremos, baixo ou alto, pode fazer com que o organismo não consiga mais se manter sadio e até mesmo levar à morte. **Mudanças são essenciais.** Outra regra geral é que alimentos prejudiciais devem ser substituídos por alimentos saudáveis. Acrescentar alimentos nutritivos à alimentação e continuar ingerindo os prejudiciais é um passo na direção certa, mas não é suficiente. Do mesmo modo, comer alimentos saudáveis preparados de maneiras nocivas (p. ex., frituras), não confere os mesmos benefícios e pode até mesmo anulá-los. **A melhor dieta para perder peso.** Qualquer dieta saudável, se for seguida com os conceitos de equilíbrio, variedade e porção em mente, também deve ser ideal para o controle de peso, mesmo que não tenha sido especificamente elaborada com essa finalidade. A melhor dieta é aquela que funciona para você.

# Apêndice

# GLOSSÁRIO

**Beta-amiloide** – o acúmulo de proteína beta-amiloide leva à formação de placas que prejudicam o funcionamento das células nervosas, causando a morte das células afetadas. O acúmulo dessa proteína é considerado uma das causas da doença de Alzheimer

**Cinco domínios cognitivos** – os cinco domínios cognitivos são: memória episódica, memória operacional, memória semântica, habilidade visuoespacial e velocidade de percepção.

**Cognição** – cognição é a capacidade de pensar, aprender e de lembrar. É a base de como nós raciocinamos, julgamos, concentramos-nos, planejamos e organizamos.

**Comprometimento cognitivo leve (CCL)** – comprometimento cognitivo leve é um quadro clínico que faz com que as pessoas tenham mais problemas de memória do que as outras da sua idade. Os sinais de CCL não são tão severos quanto os da doença de Alzheimer.

**Declínio cognitivo** – declínio cognitivo é a perda de habilidades cognitivas que ocorre como parte normal do processo de envelhecimento. É diferenciado de comprometimento cognitivo leve, de Alzheimer e da demência, que são quadros anormais.

**Demência** – demência não é uma doença em si, mas sim o nome de um grupo de sintomas causados por distúrbios que afetam o cérebro, como Alzheimer e acidente vascular cerebral. O sintoma mais comum é a perda de memória. Não faz parte do envelhecimento normal.

**Dieta DASH** – a dieta DASH (Dietary Approaches to Stop Hypertension), ou dieta para combater a hipertensão, é um padrão alimentar desenvolvido para pesquisar como a alimentação pode reduzir a pressão arterial. Ela preconiza uma alimentação rica em hortaliças, frutas e cereais integrais e desestimula o consumo de alimentos ricos em gordura saturada, como carnes gordas, laticínios integrais e óleos tropicais, como óleo de coco, óleo de palmiste e azeite de dendê. Ela também inclui laticínios semidesnatados ou desnatados além de peixes, aves, leguminosas, oleaginosas e óleos vegetais e limita a ingestão de açúcar.

**Dieta mediterrânea** – a dieta mediterrânea é um padrão alimentar saudável baseado em alimentos e bebidas tradicionais dos países banhados pelo Mar Mediterrâneo. Apesar das variações nos detalhes dos alimentos em virtude das diferenças culturais e sociais, os componentes importantes são frutas, hortaliças, cereais integrais, azeite de oliva, feijões, oleaginosas, leguminosas, sementes, ervas, temperos, peixes e frutos do mar e um pouco, porém em menor quantidade, de aves, ovos, queijo, iogurte e, esporadicamente, vinho.

**Doença de Alzheimer** – doença de Alzheimer é uma doença que faz com que grandes números de células nervosas no cérebro morram. Ela se caracteriza pela perda de memória e declínio cognitivo em uma ou mais áreas, como habilidades de linguagem, raciocínio lógico, atenção ou percepção visual.

**Estudo da Saúde das Enfermeiras** – o Estudo da Saúde das Enfermeiras é uma das maiores e mais longas pesquisas sobre os fatores que influenciam a saúde feminina. Iniciado em 1976 e expandido em 1989, as informações fornecidas pelas 238 mil dedicadas enfermeiras participantes levou a muitas novas descobertas sobre saúde e doença. Embora o foco principal ainda seja a prevenção do câncer, o estudo também produziu dados importantíssimos sobre doença cardiovascular, diabetes e muitas outras enfermidades. E o que é mais importante, esses estudos demonstraram que a alimentação, a atividade física e outros fatores relativos ao estilo de vida podem melhorar consideravelmente a saúde. O NHS é filiado à Faculdade de Medicina de Harvard, à Faculdade de Saúde Pública de Harvard, ao Brigham and Women's Hospital, ao Dana Farber Cancer Institute, ao Children's Hospital de Boston, ao Beth Israel Deaconess Medical Center e ao Channing Laboratory.

**Genotipagem da apolipoproteína E** – Genotipagem da apolipoproteína E (ApoE) é um exame laboratorial que pode ajudar a diagnosticar a doença de Alzheimer de início tardio em adultos sintomáticos. Se uma pessoa que sofre de demência também tiver ApoE-e4, o mais provável é que sua demência seja causada por Alzheimer, mas essa não é uma comprovação. Na verdade, não existem exames diagnósticos definitivos para Alzheimer durante a vida. Esse exame não é apropriado para a triagem de pessoas assintomáticas, e algumas pessoas que têm ApoE-e4 nunca desenvolverão essa doença.

**Memória episódica** – memória episódica é a nossa memória pessoal de eventos que aconteceram em determinado local e determinada ocasião. Essas memórias são específicas de cada um de nós e pode ter um aspecto emocional.

**Memória operacional** – a memória operacional é comumente conhecida como memória de curto prazo e descreve a capacidade de reter e usar as informações naquele momento. Por exemplo, fazer contas mentalmente.

**Memória semântica** – memória semântica se refere ao tipo de memória de longo prazo que inclui conhecimento de fatos, acontecimentos, ideias e conceitos.

**Memória visuoespacial** – memória visuoespacial é a capacidade de compreender a relação espacial entre os objetos. Ela ajuda o cérebro a ver algo e/ou suas partes operantes e, então, compreender e reproduzir isso.

**Neurônio** – neurônios geralmente se referem às células do cérebro, embora tecnicamente incluam qualquer célula que conduz impulsos nervosos no sistema nervoso, inclusive as células nervosas, cerebrais e da coluna vertebral.

**Projeto Memória e Envelhecimento** – Projeto Memória e Envelhecimento é uma pesquisa conduzida pelo Centro Médico da Universidade Rush (RUMC) em Chicago, Illinois, apoiada pelo Instituto Nacional do Envelhecimento dos Estados Unidos. O estudo busca compreender melhor, tratar e, quem sabe, evitar os problemas de memória, mobilidade e força associados ao envelhecimento anormal.

**Velocidade de percepção** – a velocidade de percepção é avaliada pela capacidade de responder rapidamente (em geral por meio de testes que usam papel e lápis) com conteúdo simples, em que todo mundo seria perfeito se não fosse pela limitação do tempo.

# COLABORADORAS DAS RECEITAS

## Madeline Basler, MS[1], RDN[2] e CDN[3]

Madeline é nutricionista e proprietária da Real You Nutrition, uma clínica de terapia integrativa de nutrição em Long Island, Nova York. Ela é especialista em alimentação e nutrição, mãe, esposa, irmã e amiga. Sua filosofia é que devemos permanecer autênticos e verdadeiros, ao mesmo tempo que mantemos nosso corpo, nossa mente e nosso espírito sadios, para que possamos desfrutar a vida de maneira plena. Madeline se formou em nutrição no Queens College, onde estudou jornalismo como matéria secundária, e fez mestrado em nutrição na Stony Brook University, no Departamento de Medicina Familiar. Ela aprecia cozinhar para a família e os amigos, comer, bater papo e interagir com as pessoas por meio de uma alimentação saudável.

Instagram: www.instagram.com/maddybaz

Twitter: www.twitter.com/rdnmaddy

Facebook: www.facebook.com/realyounutrition

Pinterest: www.pinterest.com/realyounutritio

Website: www.realyounutrition.com

## Jenna Braddock, MHS[4], RDN[2], LD/N[5], CSSD[6]

Jenna é professora, porta-voz para a imprensa, blogueira, consultora de nutrição, criadora de receitas e palestrante da University of North Florida. Ela se apresenta regularmente na TV e na imprensa escrita como especialista em nutrição e acredita que essa seja uma ótima e divertida maneira de chegar até as pessoas e transmitir mensagens sobre boa alimentação. Em 2014, Jenna criou o site *Make Healthy Easy* em www.Jenna-Braddock.com, onde ensina estratégias práticas para ter mais saúde e publica receitas deliciosas. Recentemente, ela se juntou à equipe de profissionais do Human Performance Institute como *coach* de nutrição, ajudando as pessoas a se conectarem com sua própria missão e propósito na vida. Jenna é casada com um treinador de futebol do ensino médio e tem dois filhos pequenos. Ela aprecia passar o tempo com a família e, no outono, sempre vai a jogos de futebol americano às sextas-feiras.

Instagram: www.instagram.com/JBraddockrd

Twitter: www.twitter.com/JBraddockrd

Facebook: www.facebook.com/Jenna-Braddock

RDN-271368509604284

Pinterest: www.pinterest.com/JBraddockrd

Website: www.JennaBraddock.com

## Tracee Yablon Brenner, RD[7], CHHC[8]

Tracee é nutricionista e culinarista formada pela Johnson and Wales University. Ela é sócia e diretora da Triad to Wellness Consulting, onde trabalha com empresas de alimentos e associações de produtores fornecendo serviços de criação de receitas e desenvolvimento, qualidade, testes e análise nutricional de produtos, bem como comunicações de marketing e estratégia promocional. Tracee tem mais de vinte anos de experiência como nutricionista registrada e autora de livros, trabalhando com nutrição culinária, *coaching* de nutrição e comunicação nutricional.

Instagram: www.instagram.com/Tracee_RDN_CHHC

Twitter: www.twitter.com/TraceeRDN

Facebook: www.facebook.com//RealFoodMoms

Pinterest: www.pinterest.com/TraceeRDN

Website: www.triadtowellness.com

# Amy Gorin, MS[1], RDN[2]

Amy é nutricionista e proprietária da Amy Gorin Nutrition. Entrevistada com frequencia pelos meios de comunicação, ela atende a consultas particulares em Jersey City, em Nova Jersey, e Nova York, e a distância por meio de consultoria virtual. Amy trabalha como palestrante motivacional e consultora de nutrição para corporações e indústrias alimentícias. Ela já escreveu centenas de artigos para revistas e sites e criou um blogue voltado para nutrição para o WeightWatchers.com chamado *The Eat List*. Seu trabalho já foi matéria de publicações como *Health, Women's Health, Prevention, Dr. Oz the Good Life, Consumer Reports ShopSmart,* Self.com, ReadersDigest.com, EverydayHealth.com, FitnessMagazine.com, Sonima.com, *Parents, American Baby, Runner's World* e *Yoga Journal*, entre outras. Amy aprecia passar tempo na cozinha, e suas receitas foram publicadas em *Runner's World Meals on the Run* (Rodale Books, 2015) e *The Runner's World Cookbook* (Rodale Books, 2013).

Instagram: www.instagram.com/amydgorin

Twitter: www.twitter.com/amygorin

Facebook: www.facebook.com/amygorin

Pinterest: www.pinterest.com/amydgorin

Blog: www.weightwatchers.com/theeatlist

Website: www.amydgorin.com

## Amanda Hernandez, MA[9], RD[7]

Amanda é nutricionista, criadora de receitas e blogueira em www.nutritionistreviews.com. Ela mora na área metropolitana de Detroit, Michigan, com o marido Troy, a filha Adalyn e dois cães da raça *dachshund*. *The Nutritionist Reviews* é um blogue que acompanha sua paixão por nutrição, boa forma e criação dos filhos, bem como por criar receitas saudáveis e experimentar novos produtos.

Instagram: www.instagram.com/minutritionist

Twitter: www.twitter.com/minutritionist

Facebook: www.facebook.com/minutritionist

Pinterest: www.pinterest.com/minutritionist

Website: www.nutritionistreviews.com

# McKenzie Hall Jones, RDN[2]

McKenzie é nutricionista e consultora de comunicações em Los Angeles. Junto com Lisa Samuel, é proprietária da Nourish RDs, empresa de comunicações e consultoria em nutrição que fornece informações claras e práticas sobre alimentação para clientes e o público em geral. Ela trabalha com associações agrícolas e indústrias alimentícias, fornecendo uma série de serviços de marketing e relações públicas relacionados com a área de nutrição, inclusive estratégia e gestão de redes sociais, porta-voz e divulgação nos meios de comunicação, criação de receitas e elaboração de artigos baseados em evidências e de fácil compreensão para os consumidores. Além disso, McKenzie é escritora *freelance* com inúmeros artigos reproduzidos em publicações como *Environmental Nutrition*, *Chicago Tribune* e *Today's Dietitian*, entre outras. McKenzie se formou com grande distinção na California Polytechnic State University em San Luis Obispo, com licenciatura em alimentos e ciências nutricionais e fez estágio em dietética na Bastyr University, em Seattle.

Instagram: www.instagram.com/nourishrds

Twitter: www.twitter.com/mckenziehallrd

Facebook: www.facebook.com/nourishrds

Pinterest: www.pinterest.com/nourishRDs

Website: www.nourishRDs.com

# Amber Ketchum, MDS[10], RD[7]

Amber é nutricionista em San Antonio, Texas. Com diploma de graduação e mestrado em nutrição, ela tem paixão por ensinar educação alimentar em grupo e dar aulas de culinária. Amber começou ensinando nutrição para todas as idades em nível comunitário, depois passou dois anos trabalhando num *spa* para emagrecimento, onde orientou pessoas do mundo todo, ensinando-as educação alimentar e estratégias para atingirem suas metas de saúde. Ela é proprietária do Homemade Nutrition, LLC, onde oferece consultoria particular em emagrecimento e cria receitas. Amber também escreve sobre nutrição em seu blogue e dá aulas de nutrição para grupos do bairro. Ela participa regularmente da sessão de culinária de um programa matinal no canal de TV local, apresentando receitas de pratos saudáveis e dicas valiosas sobre nutrição.

Instagram: www.instagram.com/homemadenutrition
Twitter: www.twitter.com/AmberKetchumRD
Facebook: www.facebook.com/AmberKetchumRD
Pinterest: www.pinterest.com/HomeMadeNutr/
Website: www.homemadenutrition.com

## Sarah Koszyk, MA[9], RDN[2]

Sarah é nutricionista premiada, fundadora do *Family. Food. Fiesta*, um blogue sobre saúde e receitas para toda a família, inclusive com vídeos de culinária para crianças. Especializada em controle de peso e nutrição esportiva, seu programa de nutrição e estilo de vida orienta as pessoas a atingirem suas metas de desempenho e perda de peso de maneira sustentada e realista, ao mesmo tempo que saboreiam pratos deliciosos com toda a família. Sarah também aprecia escrever e criar receitas. Ela é autora de diversos livros, como *Brain Foods − 10 Simple Foods That Will Increase Your Focus, Improve Your Memory, And Decrease Depression*; e *25 Anti-Aging Smoothies For Revitalizing, Glowing Skin.*

Instagram: www.instagram.com/SarahKoszyk
Twitter: www.twitter.com/SarahKoszykRD
Facebook: www.facebook.com/FamilyFoodFiesta
Pinterest: www.pinterest.com/sarahkoszykrd
Website: www.sarahkoszyk.com

## Lyssie Lakatos e Tammy Lakatos Shames, RD[7], CDN[3] e CFT[11], conhecidas como as "gêmeas da nutrição" (The Nutrition Twins®)

As irmãs Lyssie e Tammy são nutricionistas registradas e *personal trainers* reconhecidas nacionalmente, com mais de quinze anos de experiência ajudando milhares de pessoas a emagrecer, a ficar mais sadias, mais felizes e em excelente forma. Elas são proprietárias do NutritionTwins.com.

A dupla escreveu *The Nutrition Twins' Veggie Cure, Fire Up Your Metabolism* e *The Secret To Skinny*. Elas se apresentam como especialistas em importantes canais de TV e meios de comunicação populares, desde *The Doctors, Good Morning America, Health*, CNN e *Fox and Friends* até *USA Today, Health Magazine* e *Vogue*. Lyssie e Tammy foram incluídas na lista de "Maiores influenciadores" do Pinterest, com quase 4 milhões de seguidores, e entre as "20 principais especialistas em nutrição a serem seguidas no Twitter" pelo *The Huffington Post*. As duas são especialistas e blogueiras do site ModernMom. com da celebridade Brooke Burke, bem como do American Council on Exercise (Acefitness.org) e do LIVESTRONG.com. Tammy e Lyssie moram em Nova York, onde curtem correr e andar de bicicleta para ficar em forma, bem como correr atrás das filhas gêmeas de Tammy.

Instagram: www.instagram.com/nutritiontwins

Twitter: www.twitter.com/NutritionTwins

Facebook: www.facebook.com/The-Nutrition-Twins-106607788193

Pinterest: www.pinterest.com/nutritiontwin

Website: www.NutritionTwins.com

## Abby Langer, RD[7]

Nutricionista há dezessete anos, Abby tem um concorrido consultório de nutrição em Toronto, Canadá. Ela já foi entrevistada por vários meios de comunicação importantes nos Estados Unidos e no Canadá, e suas receitas são publicadas em revistas e em seu próprio blogue. Em suas horas livres, Abby gosta de correr, cozinhar e ficar ao lado do marido e das duas filhas pequenas.

Instagram: www.instagram.com/langernutrition

Twitter: www.twitter.com/langernutrition

Facebook: www.facebook.com/abbylangernutrition

Pinterest: www.pinterest.com/abbyl0724

Website: www.abbylangernutrition.com

# Jessica Fishman Levinson, MS[1], RDN[2], CDN[3]

Jessica é nutricionista e fundadora da Nutritioulicious, uma empresa de consultoria e comunicação nutricional sediada em Nova York com foco em nutrição culinária. Ela tem ampla experiência como criadora de receitas, escritora, editora e palestrante. Além disso, ela mantém o popular blogue *Nutritioulicious* e é colunista de culinária da revista *Today's Dietitian Magazine*. Jessica é membro ativo da Academia de Nutrição e Dietética (AND – Academy of Nutrition and Dietetics) e de vários grupos de práticas dietéticas da AND, inclusive Nutrition Entrepreneurs, Food and Culinary Professionals e Dietitians in Business and Communications.

Instagram: www.instagram.com/jlevinsonrd

Twitter: www.twitter.com/jlevinsonrd

Facebook: www.facebook.com/Nutritioulicious

Pinterest: www.pinterest.com/jlevinsonrd

Website: http://www.nutritioulicious.com

# Layne Lieberman, MS[1], RDN[2], CDN[3]

Nutricionista premiada e autora de *Beyond the Mediterranean Diet: European Secrets of the Super-Healthy*, Layne escreve para o blogue do *Huffington Post* e WorldRD.com e presta consultoria nos setores de alimentação, supermercado, restaurante e saúde. Ela é formada em bioquímica nutricional pela Universidade Cornell e tem mestrado em nutrição clínica pela Universidade de Nova York. Layne fez estágio e especialização na Faculdade de Medicina Albert Einstein e curso no Instituto de Culinária dos Estados Unidos (Culinary Institute of America). Ela e o marido, Michael, moram entre Nova York, Boulder, no Colorado e Vancouver, no Canadá.

Instagram: www.instagram.com/layneworldrd

Twitter: www.twitter.com/layneworldrd

Facebook: www.facebook.com/WorldRDcom-107899542669682

Pinterest: www.pinterest.com/worldrd

Website: www.worldrd.com

# Kara Lydon, RD[7], LDN[5], RYT[12]

Kara Lydon é uma especialista renomada em comunicação nutricional e culinária nos Estados Unidos e professora de yoga em Boston. Ela acredita que o segredo para uma vida feliz em termos holísticos é nutrir a mente, o corpo e o espírito, e instila sua filosofia integrativa na cozinha, na aula de yoga, no atendimento individual aos pacientes, em seu próprio blogue sobre alimentação e vida saudável, *The Foodie Dietitian*, e em seu e-book *Nourish Your Namaste: How Nutrition and Yoga Can Support Digestion, Immunity, Energy and Relaxation* (maio de 2016). Seu blogue apresenta deliciosas receitas vegetarianas preparadas com produtos da estação, bem como estratégias simples para levar mais yoga e conscientização à vida das pessoas. Recentemente, ela foi matéria das revistas *SHAPE, TODAY, Fitness, SELF, The Kitchn, Prevention* e *Buzzfeed*.

Instagram: www.instagram.com/karalydonRD
Twitter: www.twitter.com/karalydonRD
Facebook: www.facebook.com/karalydonRD
Pinterest: www.pinterest.com/karalydon
Website: www.karalydon.com

# Jennifer Lynn-Pullman MA[9], RD[7], LDN[5]

Jennifer é nutricionista na Filadélfia, com mestrado em educação alimentar pela Universidade Immaculata. Desde 2001, ela tem trabalhado como nutricionista em muitas instituições de saúde. Sua paixão é emagrecimento, e ela passou os últimos oito anos trabalhando com diversos programas de redução cirúrgica de peso na área da Filadélfia. Jennifer tem um consultório particular e criou o *Nourished Simply*, um blogue de receitas e nutrição dedicado a esclarecer o que é uma alimentação saudável.

Instagram: www.instagram.com/nourishedsimply
Twitter: www.twitter.com/nourishedsimply
Facebook: www.facebook.com/nourishedsimply
Pinterest: www.pinterest.com/nourishedsimply
Website: www.nourishedsimply.com

# Kim Melton, RDN[2]

Kim é nutricionista e proprietária da NutritionPro Consulting, uma empresa de consultoria de nutrição *on-line*, além de um blogue sobre saúde e bem-estar. Kim é casada, corredora e escreve sobre ciência e nutrição. Sua paixão é ensinar às pessoas que uma alimentação adequada e um estilo de vida saudável podem reduzir o risco de doenças e proporcionar uma melhor qualidade de vida.

Instagram: www.instagram.com/nutritionpro_1
Twitter: www.twitter.com/NutritionPro_1
Facebook: www.facebook.com/NutritionProConsulting
Pinterest: www.pinterest.com/kimnutritionpro
Website: www.nutritionproconsulting.com

# Erin Palinski-Wade, RD[7], CDE[13]

Erin é a "Combatente da gordura abdominal dos Estados Unidos", especialista em nutrição, diabetes e boa forma física de renome nacional e autora de *best-sellers* que ficou conhecida por traduzir a ciência em termos fáceis para fornecer informações práticas que as pessoas podem usar no dia a dia. Ela contribuiu com seus conhecimentos especializados para meios de comunicação de âmbito nacional como *The Dr. Oz Show*, *The Doctors*, *The Early Show*, ABC News, CBS News, Fox News, Food Network e MSNBC. Erin tem um consultório particular em Nova Jersey e atua muitas vezes como porta-voz, palestrante motivacional e consultora de nutrição. É autora de *2 Day Diabetes Diet*, *Belly Fat Diet For Dummies*, *Walking the Weight Off For Dummies*, *Flat Belly Cookbook For Dummies*, e é também a especialista do "Diabetes: What Now?", aplicativo mais vendido para iPad.

Instagram: www.instagram.com/erinpalinskiwade
Twitter: www.twitter.com/DietExpertNJ
Facebook: www.www.facebook.com/erinpalinski
Pinterest: www.www.pinterest.com/dietexpertnj
Periscope: DietExpertNJ
Vine: www.vine.co/Erin.Palinski-Wade
Website: www.erinpalinski.com

## Sharon Palmer, RDN[2]

Sharon Palmer construiu uma carreira premiada com base na combinação de suas duas grandes paixões: trabalhar com alimentação e escrever. Como nutricionista registrada com dezesseis anos de experiência na área de saúde, ela escreve textos sobre saúde, bem-estar, nutrição, culinária, vinho e entretenimento. É também uma escritora dedicada às questões alimentares e ambientais, e publicou diversos artigos sobre dietas vegetarianas, fome, agricultura, alimentos orgânicos de produção local, práticas culinárias que respeitam o meio ambiente, sustentabilidade, segurança alimentar, práticas mais humanas na criação animal e segurança dos alimentos. Em particular, Sharon é especialista em alimentação à base de vegetais e escreve diariamente em seu *Plant-Powered Blog*, que recebeu os prêmios "Top 50 Health Blog" e "Top 100 Nutrition Blog" em 2015. Sharon Palmer é retratada regularmente na mídia como especialista em nutrição e fala sobre alimentação e nutrição em locais como a Associação Dietética da Califórnia (California Dietetic Association), a rede de supermercados Whole Foods e o Simpósio de Supermercados em todos os Estados Unidos. Além disso, é consultora de nutrição da Oldways Vegetarian Network e editora de assuntos de nutrição do *Today's Dietitian*. Sharon também atua como jurada dos prestigiados James Beard Journalism Award e Books for a Better Life Award.

Instagram: www.instagram.com/sharonpalmerrd
Twitter: www.twitter.com/SharonPalmerRD
Facebook: www.facebook.com/SharonPalmerThePlantPoweredDietitian
Pinterest: www.pinterest.com/sharonpalmerrd
Website: www.sharonpalmer.com

## Meri Raffetto, RDN[2]

Meri é fundadora do Real Living Nutrition, autora de *Glycemic Index Diet for Dummies* e coautora de *Glycemic Index Cookbook for Dummies, Mediterranean Diet Cookbook for Dummies* e vários "guias para iniciantes". Ela é criadora de receitas e elaborou programas e material educativo sobre nutrição para hospitais e empresas privadas, bem como programas voltados para o bem--estar dos empregados.

Instagram: www.instagram.com/reallivingnutrition
Twitter: www.twitter.com/realliving2
Facebook: www.facebook.com/RealLivingNutrition
Pinterest: www.pinterest.com/reallivingns
Website: www.reallivingnutrition.com

## Vicki Shanta Retelny, RDN[2], LDN[5]

Vicki é uma especialista em nutrição e estilo de vida e consultora de culinária e mídia reconhecida nacionalmente. É autora de *The Essential Guide to Healthy Healing Foods* e *Total Body Diet For Dummies*, análises empoderadoras baseadas em evidências, que estimula os leitores a melhorarem a sua alimentação para terem mais saúde, serem mais felizes e viverem mais. Vicki tem dois filhos, e sua paixão por traduzir a ciência da nutrição em mensagens práticas, juntamente com suas habilidades culinárias, educam os consumidores a darem valor a ingredientes saudáveis e sabores deliciosos enquanto preparam refeições saborosas e nutritivas. Com um interesse particular pela alimentação consciente, o nome de Vicki foi mencionado em dezenas de publicações de alcance nacional. Ela já apareceu em noticiários nacionais e contribui regularmente para o *Medical Watch* do canal de TV WGN. Vicki gosta de comer bem e mora em Chicago com o marido, dois filhos pequenos e seu querido cãozinho da raça pug.

Instagram: www.instagram.com/vsrnutrition
Twitter: www.twitter.com/vsrnutrition
Facebook: www.facebook.com/victoriashanta.retelny
Periscope: vsrnutrition
Website: www.simplecravingsrealfood.com

## Chef Allison Schaff, MS[1], RD[7], LD[14]

Allison é especialista em alimentação, nutrição e culinária e fundadora do Prep Dish, um serviço de planejamento de refeições sem glúten e "paleo" por meio de assinatura. Formada em nutrição pela Universidade Johnson & Wales, ela fez mestrado em comunicação nutricional na Universidade Tufts e se tornou nutricionista registrada no New England Medical Center. Quando não está cozinhando, Allison curte o estilo de vida de Austin. Yogue ávida, ela gosta de praticar *hiking, standup paddle boarding* e fazer caminhadas ao redor do Lago Lady Bird. Allison também aprecia viajar, de onde tira inspirações culinárias. Suas aventuras recentes incluem África, Austrália e Espanha, além de viagens frequentes para o Colorado, Califórnia e Kansas, seu estado natal.

Instagram: www.instagram.com/prepdish

Twitter: www.twitter.com/prepdish

Facebook: www.facebook.com/prepdish

Pinterest: www.pinterest.com/prepdish

YouTube: www.youtube.com/channel/UC65ke4V4m2FAMeC6L_viVOQ

Website: www.prepdish.com

## Amari Thomsen, MS[1], RD[7], LDN[5]

Amari é nutricionista renomada e fundadora do Eat Chic Chicago. Ela tem experiência em comunicação nutricional e usou seus conhecimentos para escrever artigos e criar receitas para diversas publicações sobre consumidores e saúde. Amari tem um consultório particular em Chicago, faz palestras para a mídia e para empresas e atua muitas vezes como porta-voz de nutrição. É especializada nas áreas de "comida de verdade", ou seja, alimentos naturais, criação de receitas, educação alimentar, consultoria particular e corporativa e marketing de conteúdo. Amari mora em Chicago, Illinois.

Instagram: www.instagram.com/amarithomsen

Twitter: www.twitter.com/EatChicChicago

Facebook: www.facebook.com/EatChicChicago

Pinterest: www.pinterest.com/EatChicChicago

Website: www.eatchicchicago.com

# Christy Wilson, RD[7]

Christy Wilson é uma nutricionista e culinarista que mora em Tucson, Arizona. Ela fundou o serviço de consultoria e o blogue Christy Wilson Nutrition. Desde 1999, Christy trabalha na área de saúde e bem-estar como consultora, escritora e palestrante sobre nutrição, além de professora de culinária. Ela escreve para a Academy of Nutrition and Dietetics e a American Heart Association e é editora-colaboradora da *Food and Nutrition Magazine*. A *Latina Magazine* nomeou Christy uma das dez maiores blogueiras sobre saúde e boa forma em 2013, e suas recomendações sobre nutrição são publicadas no blogue *Healthy Eats da* Food Network, *Hey Vivala, The Daily Basics* e *Latina Magazine*.

Instagram: www.instagram.com/christywil74
Twitter: www.twitter.com/christyschomp
Facebook: www.facebook.com/christywilsonnutrition
Pinterest: www.pinterest.com/christywilsonrd
YouTube: www.youtube.com/channel/UCaW42IcPKD2BkTeyp0cEgfA
Website: www.christywilsonnutrition.com

# Margot Witteveen, MS[1], RDN[2], LD[14]

Margot descreve a si própria como uma "CDF em alimentação" que ama a ciência da nutrição. Isso naturalmente a levou a trilhar a carreira de nutrição. Ela fez mestrado em dietética na Georgia State University (GSU) e estágio no Southern Regional Medical Center. Suas pesquisas na GSU foram publicadas na *Marathon and Beyond*. Logo depois de se formar, foi trabalhar numa comunidade de idosos por oito anos. Durante esse período, ela se deu conta do declínio cognitivo dos adultos mais velhos e de que a nutrição pode ter um impacto positivo sobre a cognição. Ela então montou seu próprio negócio, a Silver Spoons Nutrition, em Atlanta, Georgia, que fornece orientação nutricional para mulheres de todas as idades e com todos os tipos de problema. Margot é mais feliz quanto está na cozinha com seus dois filhos pequenos preparando deliciosas receitas para a Silver Spoons Nutrition e sua família. Ela pratica e ensina alimentação consciente e está "aprendendo" constantemente.

Instagram: www.instagram.com/margot_silverspoons
Twitter: www.twitter.com/margotSSN
Facebook: www.facebook.com/silverspoonsnutrition
Pinterest: www.pinterest.com/m_witteveen
Website: www.silverspoonsnutrition.co

[1]MS (Master of Science);

[2]RDN (Registered Dietitian/Nutritionist);

[3]CDN (*Certified Dietitian/Nutritionist*);

[4]MHS (*Medical* and *Human Sciences*);

[5]LDN (Licensed Dietitian/Nutritionist);

[6]CSSD (Certified Specialist in Sports Dietetics);

[7]RD (Registered Dietitian);

[8]CHHC (Certified Holistic Health Coach);

[9]MA (Master of Arts);

[10]MDS (Master of Dietetics Studies);

[11]CFT (*Certified Fitness Trainer*);

[12]RYT (Registered Yoga Teacher);

[13]CDE (Certified Diabetes Educator);

[14]LD (Licensed Dietitian).

# ORGANIZAÇÕES DE ALIMENTOS SAUDÁVEIS

## National Processed Raspberry Council

Criado em 2013, o National Processed Raspberry Council (NPRC) representa o setor de framboesa processada e é apoiado por avaliações de produtores domésticos e de importadores. A missão do NPRC é realizar pesquisas sobre nutrição e promover os benefícios para a saúde das framboesas processadas.
www.redrazz.org

## Oldways Whole Grains Council

Oldways é uma organização sem fins lucrativos dedicada à educação alimentar e à promoção da saúde por meio de herança cultural e tradições culinárias. O Oldways Whole Grains Council é um programa da Oldways que ajuda os consumidores a encontrarem alimentos integrais e a compreender seus benefícios para a saúde.
www.oldwayspt.org and www.wholegrainscouncil.org

## The Bean Institute

O The Bean Institute é detido e dirigido pela Northarvest Bean Growers Association, entidade criada em 1976 como um esforço colaborativo entre os produtores de feijão de Dakota do Norte e Minnesota. O instituto fornece informações e recursos sobre alimentação, saúde e culinária para consumidores e cozinheiros domésticos, professores de nutrição e saúde, profissionais da culinária e do setor de serviço de refeições e escolas de nutrição.

www.beaninstitute.com

## Highbush Blueberry Council

O Highbush Blueberry Council dos Estados Unidos é um grupo que promove a agricultura, representando os produtores e embaladores de mirtilo na América do Norte e América do Sul que comercializam mirtilos nos Estados Unidos. Ele atua no sentido de promover o crescimento e o bem-estar de todo segmento de mirtilos e está empenhado em fornecer frutas cultivadas, colhidas e despachadas em ambientes limpos e seguros.

www.littlebluedynamos.com

## NUPENS/USP – Núcleo de Pesquisas Epidemológicas em Nutrição e Saúde

O **NUPENS/USP** é um órgão de integração da Universidade de São Paulo criado em 1990 com a finalidade de estimular e desenvolver pesquisas populacionais em nutrição e saúde. O grupo é integrado por professores e pesquisadores da Faculdade de Saúde Pública, de outras unidades da Universidade e de outras instituições acadêmicas do país, além de mestrandos, doutorandos e estagiários bolsistas.

Dentre os objetivos do NUPENS estão o desenvolvimento de métodos **diagnósticos aplicáveis e inquéritos populacionais em nutrição e saúde**, a análise de tendências temporais de indicadores, o estudo da causalidade de processos saúde-doença, a formulação de intervenções e a avaliação da efetividade de serviços e programas.

Os interesses de pesquisa do NUPENS permanecem os mesmos que nortearam sua proposta de criação em 1990. Em essência:

♦ Desenvolver alternativas metodológicas que orientem e facilitem a realização de pesquisas populacionais em nutrição e saúde, bem como a implementação de sistemas para identificação de tendências temporais.

♦ Elaborar e testar modelos analíticos referentes à epidemiologia de problema nutricionais e de saúde, aplicando-os em particular ao estudo das relações de interdependência entre nutrição e saúde.

♦ Formular intervenções e propostas de avaliação de efetividade que se ajustem à epidemiologia dos problemas estudados e à realidade da organização dos programas e serviços.

www.fsp.usp.br/nupens/

## Aliança pela Alimentação Adequada e Saudável

Composta por organizações da sociedade civil de interesse público, profissionais, associações e movimentos sociais com objetivo de desenvolver e fortalecer ações coletivas que contribuam com a realização do Direito Humano à Alimentação Adequada por meio do avanço em políticas públicas para a garantia da segurança alimentar e nutricional e da soberania alimentar no Brasil.

www:alimentaçãosaudavel.org.br/

# FONTES

## Doença de Alzheimer

Alzheimer's Disease Education and Referral Center (National Institute on Aging): www.nia.nih.gov/alzheimers

Alzheimer's Association: www.alz.org

Family Caregiver Alliance: www.caregiver.org

National Alliance for Caregiving: www.caregiving.org

## Segurança dos alimentos

Be Food Safe: www.befoodsafe.gov

Federal Food Safety Gateway: www.foodsafety.gov

Fight BAC!®: www.fightbac.org

Is It Done Yet?: www.isitdoneyet.gov

Linha direta sobre carnes e aves do Departamento de Agricultura dos Estados Unidos (USDA): 1-888-MPHotline (1-888-674-6854). Atendimento a deficientes auditivos ou de fala: 1-800- 256-7072. Horário: 10h00 às 16h00. Fuso horário da costa leste dos Estados Unidos, de segunda a sexta, em inglês e espanhol, ou pelo email: mphotline.fsis@usda.gov

Visite "Ask Karen", sistema automático de resposta online do Serviço de Inspeção e Segurança dos Alimentos:: www.fsis.usda.gov

## Envelhecimento saudável

Administration on Aging: www.aoa.gov

Healthy Aging Program: www.cdc.gov/aging

National Association of Area Agencies on Aging: www.n4a.org

National Institute on Aging: www.nia.nih.gov

## Alimentos saudáveis

Academy of Nutrition and Dietetics: http://www.foodandnutrition.org

The Bean Institute: www.beaninstitute.com

California Olive Oil Council: www.cooc.com

California Strawberries: www.californiastrawberries.com

Cranberry Institute: www.cranberryinstitute.org

Fruits and Veggies More Matters: www.fruitsandveggiesmorematters.org

International Tree Nut Council Nutrition Research and Education Foundation: www.nuthealth.org

Monterey Bay Aquarium Seafood Watch: www.seafoodwatch.org

Oldways Whole Grains Council: www.wholegrainscouncil.org

Red Raspberries: www.redrazz.org

U.S. Highbush Blueberry Council: www.littlebluedynamos.com

USDA MyPlate: www.choosemyplate.gov

Wonderful Pomegranate Research: www.wonderfulpomegranateresearch.com

# REFERÊNCIAS

As referências estão organizadas por tópicos, para que você possa encontrar facilmente os recursos certos e, assim, aprender mais sobre cada um deles. Como alguns estudos analisam mais de um alimento, você vai notar que algumas referências aparecem em mais de uma seção.

## Vitaminas do complexo B

Johnson, L. E. "Vitamin B12." *Merk Manual*. Acessado em 30 de janeiro de 2016. www.merckmanuals.com/home/disorders-of-nutrition/ vitamins/vitamin-b-12.

Morris, M. C. "Nutritional determinants of cognitive aging and dementia." *Proceedings of the Nutrition Society*, (2012): 1-13.

## Leguminosas

Darmadi-Blackberry, I., M. L. Wahlqvist, A. Kouris-Blazos, et al. "Legumes: the most important dietary predictor of survival in older people of different ethnicities." *Asia Pacific Journal of Clinical Nutrition*, (2004): 217-20.

Shakersain, B., G. Santoni, S. C. Larsson, et al. "Prudent diet may attenuate the adverse effects of Western diet on cognitive decline." *Alzheimer's & Dementia*, (2016): 100-09.

Tsai, H. J. "Dietary patterns and cognitive decline in Taiwanese aged 65 years and older." *International Journal of Geriatric Psychiatry*, (2015): 523-30.

## Frutas vermelhas

Bookheimer, S.Y, B.A. Renner, A. Ekstrom, et al. "Pomegranate juice augments memory and fMRI activity in middle-aged and older adults with mild memory complaints." *Evidence-Based CAM*, (2013): 946298. doi: 10.1155/2013/946298.

Chen, X., Y. Huang e H. G. Cheng. "Lower intake of vegetables and legumes associated with cognitive decline among illiterate elderly Chinese: A 3-year cohort study." *The Journal of Nutrition, Health & Aging*, (2012): 549-52.

Devore, E. E., J. H. Kang, M. M. Breteler, et al. "Dietary intakes of berries and flavonoids in relation to cognitive decline." *Annals of Neurology*, (2012): 135-43.

Kang, J. H., A. Ascherio e F. Grodstein. "Fruit and vegetable consumption and cognitive decline in aging women." *Annals of Neurology*, (2005): 713-20.

Morris, M. C., D. A. Evans, C. C. Tangney, et al. "Associations of vegetable and fruit consumption with age-related cognitive change." *Neurology*, (2006): 1370-376.

Nooyens, A. C., H. B. Bueno-de-Mesquita, M. P. van Boxtel, et al. "Fruit and vegetable intake and cognitive decline in middle-aged men and women: The Doetinchem cohort study." *British Journal of Nutrition*, (2011): 752-61.

Seeram, N. P., M. Aviram, Y. Zhang, et al. "Comparison of antioxidant potency of commonly consumed polyphenol-rich beverages in the United States." *Journal of Agricultural and Food Chemistry*, (2008): 1415-422.

# Ácidos graxos

Martinez-Lapiscine, E. H., P. Clavero, E. Toledo, et al. "Mediterranean diet improves cognition: the PREDIMEDHAVARRA randomised trial." *Journal of Neurology, Neurosurgery, and Psychiatry*, (2013): 1318-325.

Morris, M. C. "Nutritional determinants of cognitive aging and dementia." *Proceedings of the Nutrition Society*, (2012): 1-13.

Morris, M. C., D. A. Evans, C. C. Tangney, et al. "Fish consumption and cognitive decline with age in a large community study." *Archives of Neurology*, (2005): 1849-853.

Morris, M. C., C. C. Tangney. "Diietary fat composition and dementia risk." *Neurobiology of Aging*, (2014): S59-S64.

# Peixes

Larrieu, S., L. Letenneur, C. Helmer, et al. "Nutritional factors and risk of incident dementia in the PAQUID longitudinal cohort." *The Journal of Nutrition, Health & Aging*, (2004): 150-54.

Morris, M. C. "Nutritional determinants of cognitive aging and dementia." *Proceedings of the Nutrition Society*, (2012): 1-13.

Morris, M. C., J. Brockman, J. A. Schneider, et al. "Association of seafood consumption, brain mercury level, and APOE e4 status with brain neuropathy in older adults." *JAMA*, (2016): 315. doi:10.1001/jama.2015.19451.

Morris, M. C., D. A. Evans, C. C. Tangney, et al. "Fish consumption and cognitive decline with age in a large community study." *Archives of Neurology*, (2005): 1849-853.

Schaefer, E. J., V. Bongard, A. S. Beiser, et al. "Plasma phosphatidylcholine docosahexaenoic acid content and risk of dementia and Alzheimer disease: The Framingham Heart Study." *Archives of Neurology*, (2006): 1545-550.

## Flavonoides e carotenoides

Harnly, J. M., R. F. Doherty, G. R. Beecher, et al. "Flavonoid content of U.S. fruits, vegetables, and nuts." *Journal of Agricultural and Food Chemistry*, (2016): 9966-977.

Morris, M. C., C. C. Tangney, Y. Wang, et al. "MIND diet slows cognitive decline with aging." *Alzheimer's & Dementia*, (2015): 1015-022.

"Vitamin A." *National Institutes of Health*. Modificado pela última vez em 11 de fevereiro de 2016. www.ods.od.nih.gov/factsheets/VitaminAHealthProfessional.

## Diretrizes de estilo de vida

"About Alzheimer's disease: risk factors and prevention." *National Institute on Aging*. Acessado em 30 de janeiro de 2016. www.nia.nih.gov/ alzheimers/topics/risk-factors-prevention.

Barnard, N. D., A. I. Bush, A. Ceccarelli, et al. "Dietary and lifestyle guidelines for the prevention of Alzheimer's disease." *Neurobiology of Aging*, (2014): S74-S78.

"Color additive status list." *FDA*. Modificado pela última vez em 14 de dezembro de 2015.www.fda.gov/forindustry/coloradditives/coloradditiveinventories/ ucm106626.htm.

## Dieta MIND

Morris, M. C., C. C. Tangney, Y. Wang, et al. "MIND diet associated with reduced incidence of Alzheimer's disease." *Alzheimer's & Dementia*, (2015): 1007-014.

Morris, M. C., C. C. Tangney, Y. Wang, et al. "MIND diet slows cognitive decline with aging." *Alzheimer's & Dementia*, (2015): 1015-022.

# Oleaginosas

Bao, Y., J. Han, F. B. Hu, et al. "Association of nut consumption with total and cause-specific mortality." *New England Journal of Medicine*, (2013): 2001-011.

Bes-Rastrollo, M., J. Sabate, E. Gomez-Gracia, et al. "Nut consumption and weight gain in a Mediterranean cohort: the SUN study." Obesity (Silver Spring), (2007): 107-16.

Bes-Rastrollo, M., N. M. Wedick, M. A. Martinez-Gonzalez, et al. "Prospective study of nut consumption, long-term weight change, and obesity risk in women." *The American Journal of Clinical Nutrition*, (2009): 1913-919.

Carey, A. N., S. M. Poulose e B. Shukitt-Hale. "The beneficial effects of tree nuts on the aging brain." *Nutrition and Aging*, (2012): 55-67.

Martinez-Lapiscina, E. H., P. Clavero, E. Toledo, et al. "Mediterranean diet improves cognition: the PREDIMEDNAVARRA randomised trial." *Journal of Neurology, Nuerosurgery, & Psychiatry*, (2013): 1318-1325.

Mozaffarian, D., T. Hao, H. B. Rimm, et al. "Changes in diet and lifestyle and long-term weight gain in women and men." *New England Journal of Medicine*, (2011): 2392-404.

Salas-Salvado, J., J. Fernandez-Ballart, E. Ros, et al. "Effect of a Mediterranean diet supplemented with nuts on metabolic syndrome status: one--year results of the PREDIMED randomized trial." *Archives of Internal Medicine*, (2008): 2449-458.

Valls-Pedret, C., R. M. Lamuela-Raventos, A. Medina-Remon, et al. "Polyphenol-rich foods in the Mediterranean diet are associated with better cognitive function in elderly subjects at high cardiovascular risk." *Journal of Alzheimer's Disease*, (2012): 773-82.

Valls-Pedret, C., A. Sala-Vila, M. Serra-Mir, et al. "Mediterranean diet and age-related cognitive decline: a randomized clinical trial." *JAMA Internal Medicine*, (2015): 1094-103.

Wengreen, H., R. G. Munger, A. Cutler, et al. "Prospective study of Dietary Approaches to Stop Hypertension – and Mediterraneanstyle dietary patterns and age-related cognitive change: the Cache county study on memory, health, and aging." The American *Journal of Clinical Nutrition*, (2013): 1263-271.

## Azeite de oliva

Abuznait, A. H., H. Qosa, B. A. Busnena, et al. "Olive oil derived oleocanthal enhances B-amyloid clearance as a potential neuroprotective mechanism against Alzheimer's disease: in vitro and in vivo studies." *ACS Chemical Neuroscience*, (2013): 973-82.

Estruch, R., E. Ros, J. Salas-Salvado, et al. "Primary prevention of cardiovascular disease with a Mediterranean diet." *New England Journal of Medicine*, (2013): 1279-290.

Morris, M. C. "Nutritional determinants of cognitive aging and dementia." *Proceedings of the Nutrition Society*, (2012): 1-13.

Valls-Pedret, C., R. M. Lamuela-Raventos, A. Medina-Remon, et al. "Polyphenol-rich foods in the Mediterranean diet are associated with better cognitive function in elderly subjects at high cardiovascular risk." *Journal of Alzheimer's Disease*, (2012): 773-82.

Valls-Pedret, C., A. Sala-Vila, M. Serra-Mir, et al. "Mediterranean diet and age-related cognitive decline: a randomized clinical trial." *JAMA Internal Medicine*, (2015): 1094-103.

## Aves

"Eat more chicken, fish and beans." *American Heart Association*. Modificado pela última vez em 2 de dezembro de 2014. www.heart.org/HEARTORG/ HealthyLiving/HealthyEating/Nutrition/Eat-More-Chicken--Fishand-Beans_UCM_320278_Article.jsp#.VxxI4KODGko

Rurrel, R. e I. Egli. "Iron bioavailability and dietary reference values." *The American Journal of Clinical Nutrition*, (2010): 1461S-67S.

# Hortaliças e verduras folhosas

Chen, X., Y. Huang, H. G. Cheng. "Lower intake of vegetables and legumes associated with cognitive decline among illiterate elderly Chinese: A 3-year cohort study." *The Journal of Nutrition, Health, & Aging*, (2012): 549-52.

Kang, J. H., A. Ascherio, F. Grodstein. "Fruit and vegetable consumption and cognitive decline in aging women." *Annals of Neurology*, (2005): 713-20.

Morris, M. C., D. A. Evans, C. C. Tangney, et al. "Associations of vegetable and fruit consumption with age-related cognitive change." *Neurology*, (2006): 1370-376.

Morris, M. C., C. C. Tangney, D. A. Evans, et al. "Fruit and vegetable consumption and change in cognitive function in a large biracial population." *American Journal of Epidemiology*, (2004): S63.

Nooyens, A. C., H. B. Bueno-de-Mesquita, M. P. van Boxtel, et al. "Fruit and vegetable intake and cognitive decline in middle-aged men and women: The Doetinchem cohort study." *British Journal of Nutrition*, (2011): 752-61.

## Vitamina E

Morris, M. C. "Nutritional determinants of cognitive aging and dementia." *Proceedings of the Nutrition Society*, (2012): 1-13.

Morris, M. C., J. A. Schneider, H. Li, et al. "Brain tocopherols related to Alzheimer's disease neuropathy in humans." *Alzheimer's & Dementia*, (2015): 32-9.

"Vitamin E." *U.S. National Library of Medicine*. Modificado pela última vez em 2 de fevereiro de 2015. www.nlm.nih.gov/medlineplus/ency/article/002406.htm.

## Cereais integrais

Hardy, K., J. Brand-Miller, K. D. Brown, et al. "The importance of dietary carbohydrate in human evolution." *The Quarterly Review of Biology*, (2015): 251-68.

Morris, M. C., C. C. Tangney, Y. Wang, et al. "MIND diet slows cognitive decline with aging." Alzheimer's & Dementia, (2015): 1015-022.

Ozawa, M., M. Shipley, M. Kivimaki, et al. "Dietary pattern, inflammation and cognitive decline: The Whitehall II prospective cohort study." *Clinical Nutrition*, (2016). doi: 10.1016/j. clnu.2016.01.013.

Ptomey, L. T., F. L. Steger, M. M. Schubert, et al. "Breakfast intake and composition is associated with superior academic achievement in elementary school children." *Journal of the American College of Nutrition*, (2015): 1-8.

## Vinho

Estruch, R., E. Ros, J. Salas-Salvado, et al. "Primary prevention of cardiovascular disease with a Mediterranean diet." *New England Journal of Medicine*, (2013): 1279-290.

Lara, H. H., J. Alanis-Garza, F. E. Puente, et al. "Nutritional approaches to modulate oxidative stress that induce Alzheimer's disease. Nutritional approaches to prevent Alzheimer's disease." *Gaceta Médica de México*, (2015): 229-35.

Noguer, M. A., A. B. Cerezo, E. D. Navarro, et al. "Intake of alcohol-free red wine modulates antioxidant enzyme activities in a human intervention study." *Pharmacological Research*, (2012): 609- 14.

Panza, F., V. Frisardi, D. Seripa, et al. "Alcohol consumption in mild cognitive impairment and dementia: harmful or neuroprotective?" *International Journal of Geriatric Psychiatry*, (2012): 1218-238.

Valls-Pedret, C., R. M. Lamuela-Raventos, A. Medina-Remon, et al. "Polyphenol-rich foods in the Mediterranean diet are associated with better cognitive function in elderly subjects at high cardiovascular risk." *Journal of Alzheimer's Disease*, (2012): 773-82.

# ÍNDICE REMISSIVO

Abóbora, 64-65, 68
  batã (abóbora-manteiga), 64
  *buttercup*, 64
  *delicada*, 64
Abóbora-bolota, 65
Abóbora-moranga, 65
Abobrinha-libanesa, 70
Acelga-chinesa (*bok choy*), 56
Acelga-suíça (*Swiss chard*), 56
Acerola, 98
Agrião, 58
Aipo-rábano, 61
Alcachofra, 69
Alcachofra-de-jerusalém, 65
Alface lisa, 60
Alface roxa, 59
Alfa-tocoferol. *Ver* Vitamina E
Alho, 65
Alho-poró, 61
Alimentos da estação, os
  melhores, 308-09
Alimentos prejudiciais para o
  cérebro, 34, 43, 121-128

Alimentos saudáveis para o
  cérebro; 53-119; aves, 103-04;
  azeite de oliva, 112-16; cereais
  integrais,74-85; frutas
  vermelhas, 96-103; hortaliças,
  53-74; leguminosas, 91-96;
  oleaginosas , 85-91; peixe,
  105-111; vinho, 116-19
Alumínio, 299, 300
Amaranto, 57, 76
Amarena (cereja-ácida), 101
Amêndoas, 88
Amendoim, 90
Amora, 101
Amora-preta, 101-02
Antioxidantes, 24
Antocianidinas, 96, 97, 98
Apolipoproteína E (APOE)
  genotipagem, 33, 34
Arroz selvagem, 76
Arroz, 76. *Ver também* Arroz
  selvagem
Aspargos, 69

Atalhos, cozinha, 301-02

Atividades da vida diária (AVD), 31

Aveia, 77-78

Avelã, 88-89

Aves, 103-05; e declínio cognitivo, 105; e vinho, 119

Azedinha, 59

Azeite de oliva extravirgem, 113

Azeite de oliva, 112-13, 130; e beta-amiloide, 112; escolha, 114; e vinho, 119; nível de acidez, 115

Baga-de-logan *(loganberry)*, 102

Baga-do-corvo *(black crowberry)*, 99

Barreira hematoencefálica, 34

Batata, 61,71

Batata-doce, 66

Batata *yukon gold*, 71

Berinjela, 62, 71

Berinjela comprida, 62

Beta-amiloide, 29; e azeite, 112

Beterraba, 71

Bisão, 124

Brócolis, 66

Brócolis romanesco, 62

Brotos de samambaia, 69

Canihua, 78

Cardápio semanal, 166, 167-168

Cardo-do-coalho, 66

Carne bovina, 122

Carne de porco, 124

Carne vermelha, 122-24

Carotenoides, 141-42

Castanha-de-caju, 90

Castanha-do-pará, 90

Cebola, 62, 69

Cebola doce (vidalia), 69

Cebola-pérola, 62

Cenoura, 62

Centeio, 78

Cereais integrais germinados, 84

Cereais integrais, 74-85; e declínio cognitivo, 75; germinados, 85; e vinho, 119

Cereais. *Ver* Cereais integrais

Cérebro, 21-39; fonte de energia, 23-24; funções, 26-27, 35-39; gorduras, 24-25; partes, 21-23; substância cinzenta/branca, 30

Cereja, 102

Cevada, 78-79

Chalota, 71

Chicória ou endívia-frisada , 60

Chuchu, 66

Cobalamina. *Ver* Vitamina B$_{12}$

Cognição, definição, 26

Cogumelo(s), 62-63, 70

Colesterol, 25

Comprometimento cognitivo leve (CCL), 28, 30

Carneiro, 124

Couve kale, 58

Couve-de-bruxelas, 66-67

Couve-flor, 67

Couve-manteiga, 59

Declínio cognitivo, 15, 28; e aves, 103; e cereais integrais, 74-75; e a dieta MIND, 48-51; e frutas vermelhas, 96; e hortaliças, 53-55; e leguminosas, 91; e oleaginosas, 85; e peixe, 105; retardando, 48-51; e vinho, 116-17. *Ver também* Doença de Alzheimer; Demência

Demência, 30-32; e o cérebro, 34; sintomas, 30. *Ver também* Declínio cognitivo

Dente-de-leão, 57

Despensa, e Dieta MIND, 174-75

Dieta DASH, 10, 11, 41-51

Dieta mediterrânea,10, 11, 41-51, 86

Diretrizes de segurança, para os alimentos, 168-72

Diretrizes para a segurança dos alimentos, 168-72; e verduras folhosas, 170

Doces, 126-27

Doença de Alzheimer, 32-36; e dano cerebral, 34; descoberta, 35; diagnóstico, 33; e dieta MIND, 36; fatores de risco, 33. *Ver também* Declínio Cognitivo

Dura (sorgo), 82

*Dyeberry (huckleberry)*, 99

Edamame (soja verde), 93-94

Einkorn, 79

Erva-doce, 70

Ervilha, 70, 72

Ervilha-torta, 63, 72

Escorcioneira (cercefi-negra), 67

Espelta, 79

Espinafre d'água (*ong choy*), 60

Espinafre, 59. *Ver também* Espinafre d'água

Estilo de vida saudável para o cérebro, diretrizes, 297-300

Estresse oxidativo, 24

Farik (*freekeh*), 80

Farro (emmer), 79

*Fast-foods*, 127

Fava, 94

Feijão (seco), 91-96; e declínio cognitivo, 91; ricos em fibra, 305; e vinho, 119

Feijão-branco, 94

Feijão-carioca, 94

Feijão-*cranberry*, 94

Feijão-de-lima, 95

Feijão-preto, 95

Feijão-rosinha, 95

Feijão-vermelho miúdo, 95

Ficha de pontuação da dieta, semanal, 148-57

Ficha de pontuação semanal, 148-57

*Fisális*, 99

Flavonoides, 141

Folato (vitamina B9) e ácido fólico, 137-40; e declínio cognitivo, 54

Framboesa, 102

Frango, 118
*Freekeh*, 80
Frikeh (*freekeh*), 80
Frituras, 127
Frutas vermelhas, 96-103; e
  declínio cognitivo, 96;
  e vinho, 119
Frutos do mar. *Ver* Peixes

Gama-tocoferol. *Ver* Vitamina E
Gengibre, 67
Glicose, 23
Gorduras
  boas/ruins, 130
  monoinsaturadas (MUFA), 132
  no cérebro, 25
  ômega-3,25
  poli-insaturadas (PUFA), 132
  saturadas, 131
  trans, 131
Groselha, 100, 102
Groselha-negra, 102
Guloseimas de confeitaria, 126-27

Habilidades cognitivas, 26-28
  visuoespaciais , 36
Hemisférios cerebrais, 22
Homocisteina, 137
Hortaliças, 53-74; e declínio
  cognitivo, 53-55; e vinho, 117
*Huckleberry*, 99

Informações úteis, 301

Jowar (sorgo), 82

Kafir (sorgo), 82
Kamut (trigo de khorasan), 80
Kaoliang (sorgo), 82
*Kidney beans*, 95

Lanches simples, 305-08; vinho,
  117
Lanches, os 10 mais simples,
  305-08
Leguminosas (verde), 4 93
Leguminosas ricas em fibra, as
  dez mais 304-05
Lichia, 100-01
*Light red kidney beans*, 95
Lipídios (gorduras), no cérebro, 24
Lobos, no cérebro, 22, 23

Macadâmia, 90
Mandioca, 63
Maneiras de usar os alimentos,
  não tradicionais, 302-04
Manteiga, 124
Margarina, 124
Memória
  de curto prazo, 37-38
  episódica, 30
  operacional, 36
  semântica, 36
  testes de, 36-39
Mercúrio, e peixes, 106-08
Milho da Guiné (sorgo), 58-9
Milho, 80,
Milo (sorgo), 82
Mirtilos, 103
Morango, 101

Morris, Martha Clare, 41, 107, 138, 297
Mtama (sorgo), 82
Multivitaminas, 298

Nabo, 67
Nabo-japonês (*daikon*), 68
Noz, 89
Noz-pecã, 91
Nutrientes, 129-42. *Ver também* alimentos específicos

Oleaginosas, 85-91,130; e declínio cognitivo, 85; e vinho, 117; ricas em fibras, 304
Óleo de coco, 125-26
Oleocantal, 112
Óleos. *Ver* Óleo de coco; Azeite
Olho-de-dragão *(longan)*, 103

Painço, 81
Palmito, 68
Pastinaca (mandioquinha), 63
Peixe frito, 108-09
Peixe, 105-111; escolha, 109; e declínio cognitivo, 105-06; frito, 108-09; e o mercúrio, 106-08; substituições, 110; sustentável, 111, 305; e vinho, 118
Peixes sustentáveis, 111, 305
Pepino, 72
Pepino-armênio, 72
Peru, 103-05
Pimentão, 63
Pinoli, 89

Pinoli (pinhole), 89
Pinoli/pinhole, 89
Pistaches, 89
Planejamento das refeições, e a dieta MIND, 159-76
Planilhas de alimentos, 160-68
Plano da dieta MIND, 13, 41-51; abastecendo a despensa, 174; e declínio cognitivo, 48-51; planejamento das refeições, 159-76; o que comer/evitar, 15, 42, 145-57, 310; pontuação, 148-57; visão geral, 310
Preparação de alimentos inusitados, dez maneiras, 302-04
Projeto Memória e Envelhecimento (MAP), estudo, 45, 49
Proteínas vegetais, as 10 principais,304

Queijo, 126
Quiabo, 73
Quinoa, 81

Rabanete, 68, 73
Receitas, 177-294. *Ver também* Índice de receitas em separado
*Red kidney beans*, 95
Repolho, 57
Romã, 100

Sabugueiro (*elderberry*), 103
Salsão, 63-64

Soja verde (edamame), 93

Sorgo, 82

Substância branca, no cérebro, 29

Substância cinzenta, no cérebro, 29

Suplementos vitamínicos, 298, 99

Suplementos: ácido fólico, 138; cobre, 298; ferro, 298; multivitamina, 298; vitamina E, 132

Teff, 82

Testes de aptidão mental, 36-39

Tomate, 64, 73

Tomate mexicano de casca (tomatillos), 73

Tomate verde (tomatillos), 73

Tomate-cereja, 64

Tomatillos, 73

Trigo, 83

Trigo-sarraceno, 83

Triguilho, 84

Triticale, 84

Tupinambo (alcachofra-de--jerusalém), 65

Uva-do-monte (*cranberry*), 99

Vagem, 70

Vagem-de-metro , 68

Vagem-francesa, 73

Vagem-holandesa (vagem-francesa), 73

Velocidade de percepção, 49

Verduras folhosas, 53-55

Vinho tinto, 116-17

Vinho, 116-19; e declínio cognitivo, 122; harmonizações, 117-19

Vitaminas B, 137-40. *Ver também* Folato

Vitamina $B_9$. *Ver* Folato

Vitamina $B_{12}$ (cobalamina), 137-40

Vitamina E, 132-36

Vitaminas, 132-40. *Ver também* Alimentos específicos

Vitela, 124

*Wineberry (huckleberry)*, 99

# ÍNDICE DE RECEITAS

Acelga-chinesa refogada, 263-64
Alecrim e feijão-branco, 228-230
Amaranto com pimentão e
repolho, 273-74
Aspargos assados com limão, 261
Aveia prática de mirtilo e coco,
179-80

Batata-doce com molho tzatziki,
207-09
Batida cremosa de frutas
vermelhas, 180-81
Batida verde, 181-82
Batidas, 180, 287
Bok choy baby ao alho, 263
Bolinhos de feijão-preto, 215
Bolo de quinoa e grão-de-bico,
200-02

Cookies de banana com gotas de
chocolate, 290-91
Couve com sementes de
mostarda, 262
Couve-de-bruxelas assada, 264-65

Creme de chia, 291
Cuscuz com melão, pistache e
hortelã ao estilo mediterrâneo,
270-71

Espaguete de abobrinha com
camarão, 226-27
Espaguete de abobrinha, 227
Espetinhos de camarão com
alecrim, feijão-branco e acelga-
-suíça, 228-30

Feijão com sementes de abóbora à
moda de Iucatã, 277-78
Frango assado com erva-doce,
cenoura e ameixa-seca, 209-11
Fritada com tomate-cereja e
alecrim, 191
Fritada de inverno, 185-86
Fritada de outono 190-91
Fritada de primavera, 187-88
Fritada de verão, 188-90
Fritadas, 191

Gaspacho de frutas vermelhas, 250-52

Hambúrgueres de lentilha com pesto de castanha-de-caju, 198-200
Hamburguinhos de peito de peru com gengibre, 213-14

Lanches, 261
Leite de amêndoas, 285-86
Leite de aveia, 286-87
Linguado assado com bolinhos de feijão-preto, 214-17

Molho *chimichurri*, 197
Molho de banana e *curry*, 241
Molho de cebola roxa, 242
Molho de limão e cominho, 202
Molho *tzatziki*, 207
Musse de chocolate, banana e framboesa, 293-94

Ovo maravilha, 182

Patê de alho assado, 283
*Pilaf* de aveia com uva-do-monte (*cranberry*) e pistache, 265-66
Pipoca de sorgo,279-80
Pistaches com alecrim, 278-79

Quinoa festiva, 271-73

Receitas
de acompanhamentos, 261
de bebidas, 285
de café da manhã, 179
de pratos principais, 193
de saladas, 231
de sobremesas, 285
de sopas, 231
Risoto de aveia com cogumelos, 274-76

Salada
de batata assada com vagem e frango desfiado, 212-13
de brócolis com sementes de linhaça e cânhamo , 235-36
de couve kale com *tahine*, 233-35
de couve kale, maçã e cenoura, 232-33
de couve-toscana e *grapefruit*, 238-39
de farro e repolho, 249-50
de folhas *baby* com vinagrete de banana e *curry*, 240-42
de *freekeh* com mirtilo, 267-68
de mirtilo, pêssego e abacate, 243-44
de quinoa vermelha e feijão--branco com vinagrete, 202-04
de romã, abacate e quinoa, 244-46
de rúcula e morango, 231-32
de salmão e mirtilo com vinagrete de cebola roxa, 242-42

de salmão, lentilha e cevada,
246-48

*fatuche*, 237-38

Salmão

com crosta de amêndoas,
217-18

com crosta de mostarda e
endro, 220-21

glaceado com framboesa,
Sriracha e gengibre, 221-23

grelhado com geleia de
damasco, 218-20

Salsa

básica, 281

de feijão-preto, 282

Sanduíche(s), 193

de abacate e ovo, 195-96

no pão sírio para viagem,
193-94

*Shake* de aveia, amêndoa e
framboesa, 289

Sopa

de abóbora batã com *curry* e
gengibre, 256-57

de feijão-branco com macarrão
integral, 257-59

de frango com tortilhas, 252-54

de lentilha vermelha e batata-
-doce, 254-55

Sorvete de banana e mirtilo,
292-93

Superbatida, 287-88

Tabule de sorgo e romã, 248-49

Tacos de peixe, 224-26

Tigela nutritiva de edamame,
amaranto e *chimichurri*, 196-97

Tomatinhos recheados com
guacamole, 276-77

Torrada

com abacate, 184

com feijão-branco e tomate, 183

Torta vegana com purê de
couve-flor, 205-07

Triguilho com laranja, 268-70

Truta com crosta de pistache,
223-24

# AGRADECIMENTOS

Dedico este livro ao meu pai, dr. In E. Moon, a pessoa mais inteligente que já conheci. Hoje, na casa dos 70, ele conserva a mesma curiosidade de sempre sobre a vida, continua a estudar as últimas descobertas nas áreas de saúde e nutrição, mantém seu consultório particular em Newport Beach, passa os fins de semana fazendo escaladas em Joshua Tree, faz caminhadas, acampa nas montanhas e corre meias maratonas na classe da sua faixa etária. Eu credito a minha curiosidade e propensão para mergulhar fundo em uma gama diversificada de interesses ao seu exemplo.

Se meu pai me mostrou como brilhar, minha mãe, química de formação, me ensinou a ser obstinada: a aprender todos os dias, a terminar o que comecei e da melhor maneira possível. Juntos, eles me ensinaram a importância de ter uma alimentação saudável, de ser ativa e de aprender sempre. Este livro não teria sido possível sem meu marido, Fred, que montou minha mesa de trabalho, dividiu o escritório de casa comigo e manteve um suprimento constante de lanches saudáveis e chá quente. Agradeço o apoio de Ahrie, Gurie e Suerie, minhas irmãs, e de Kahmyong, meu irmão, com os quais sempre posso contar por mais longe e espalhados por esse planeta que estejamos.

Eu gostaria de agradecer também à equipe de pesquisadores da dieta MIND pelos anos de dedicação ao importante tópico de dieta e saúde do cérebro, aos nutricionistas e às organizações de alimentos saudáveis que contribuíram com receitas, à equipe da Ulysses Press, sobretudo a Casie Vogel, minha editora, e Kourtney Joy, meu relações públicas, por me encontrarem e me convidarem para esse projeto.

Por fim, eu gostaria de agradecer a todos os meus familiares mais velhos, especialmente à minha mãe, ao meu pai, a Estelle e Peter, cuja sabedoria e amor por hortaliças são inspiradores.

## GRUPO EDITORIAL PENSAMENTO

O Grupo Editorial Pensamento é formado por quatro selos:
Pensamento, Cultrix, Seoman e Jangada.

Para saber mais sobre os títulos e autores do Grupo
visite o site: www.grupopensamento.com.br

panhe também nossas redes sociais e fique por dentro dos próximos
nçamentos, conteúdos exclusivos, eventos, promoções e sorteios.

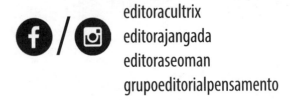

editoracultrix
editorajangada
editoraseoman
grupoeditorialpensamento

Em caso de dúvidas, estamos prontos para ajudar:
atendimento@grupopensamento.com.br

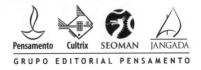